当身体说不

女性生育力的隐形危机

郁 琦 白文佩 主编

中国人口与健康出版社
China Population and Health Publishing House
全国百佳图书出版单位

图书在版编目（CIP）数据

当身体说不：女性生育力的隐形危机/郁琦，白文佩主编. -- 北京：中国人口与健康出版社，2025.5.
（生育力保护丛书）. -- ISBN 978-7-5238-0604-3
Ⅰ. R711.6
中国国家版本馆CIP数据核字第2025WN7512号

生育力保护丛书
当身体说不：女性生育力的隐形危机
SHENGYULI BAOHU CONGSHU
DANG SHENTI SHUO BU：NÜXING SHENGYULI DE YINXING WEIJI

郁琦　白文佩　主编

责任编辑	刘继娟
责任设计	侯　铮
责任印制	任伟英
出版发行	中国人口与健康出版社
印　　刷	中煤（北京）印务有限公司
开　　本	880毫米×1230毫米 1/32
印　　张	4
字　　数	75千字
版　　次	2025年5月第1版
印　　次	2025年5月第1次印刷
书　　号	ISBN 978-7-5238-0604-3
定　　价	25.00元

微信ID	中国人口与健康出版社
图书订购	中国人口与健康出版社天猫旗舰店
新浪微博	@中国人口与健康出版社
电子信箱	rkcbs@126.com
总编室电话	（010）83519392　发行部电话　（010）83557247
办公室电话	（010）83519400　网销部电话　（010）83530809
传　　真	（010）83519400
地　　址	北京市海淀区交大东路甲36号
邮　　编	100044

版权所有·侵权必究

如有印装问题，请与本社发行部联系调换（电话：15811070262）

编委会

主　　编：郁　琦　白文佩

副 主 编：王亚平　陈雁容

编　　委：陈　琛　陈　晨　高红霞　黄广翅
　　　　　黄梦琪　蒋文婷　李宇婷　李昭昭
　　　　　刘晓红　陆东梅　吕　品　聂晓瑞
　　　　　宋小红　单丹娜　谭顺梓　王海青
　　　　　岳丽姿　邹　丽　张　璐　张　菁
　　　　　张　元　翟红莉

序

高兴地看到郁琦、白文佩两位教授主编的这部科普书,封面就吸人眼球,内容更引人入胜。

我们和我们的身体当然是一致的,但有时候却并非"随心所欲",身体对自己的所思所想并没有全都说"可以""好的""行呀",而是有时会说"不可""不好""不要"。

这一矛盾表明我们对自身的认识是不够的,甚至是不确切的;或者我们的身体出现了问题,发生了违和情况。因此,要把两者统一起来,则是一种健康的思维、健康的身体和健康的精神心理的统一。本书主要讲生育或者生育力,就是要完成这一统一——这是一个终极命题和终极关怀。

关于生,我们通常要列出六个生的问题,即想不想生,能不能生,生几个,如何生,如何生得好和如何生个好孩子。这正是本书所侧重要表达的。

我还认为本书给了我们关于生的三个"全"的命题。

第一,就是全体,或是全生命体。就是我们身体的整体性,或各个器官组织的统一论。它们都是相互密切联系的,生殖以生殖器官和有关的内分泌系统为主,但全身各器官系统都会对生殖和生育发生重要影响，因此这是关于生的一个重要的整体观念。

第二，就是全生命周期的管理。生育当然主要在生育年龄，但一个人从婴幼儿、少年、青春期到生育期，都在与生而生，与生而长。生殖是个生长或生殖过程，这个过程有长度——年龄，这个过程有宽度——功能。人从出生到终老，都是与生和生殖密切相关的，从婴幼儿的性别、性征和性发育到青春期，一直到生育年龄，整个生命周期都是互相作用、互相影响的，本书也高度体现这一全面性和系统性。

第三，就是全方位的生育关照。生育是一个涉及身体各方面因素的整合过程或者系统工程，不仅有器官组织，还有精神、心理。因此，我们要保护生育力，就是要保护器官，保护组织，保护生理功能，保护精神心理。全方位地理解、认识，做到四个保护。

本书是科普书籍，是由权威专家领衔编撰的，可靠，可信，可行，我们为此点赞，为此推荐。

是为序。

郎景和
二〇二五年春

前言

在当今高速发展的时代,女性的角色越发多元与复杂。她们是职场中的拼搏者、家庭的守护者,也是生命的传递者。然而,在这众多角色中,有一个问题始终绕不开,那就是生育的最佳时机。女性应抓住生育的黄金时期,为自己和家庭的未来打下坚实的基础。

为什么适龄生育如此重要呢?从生理学角度讲,女性24~30岁是最佳生育年龄。这个年龄阶段,是卵巢功能最好的时期,卵子质量好,受精能力强,卵巢分泌激素的水平也比较稳定。在最佳生育年龄段,女性不仅生育能力强,产后恢复速度也更快,对母婴健康均有积极影响。而到30岁之后,卵巢功能开始走下坡路,卵子数量减少,质量变差,生育能力逐渐下降。随着年龄增长,一些妇科疾病,如子宫肌瘤、输卵管炎、子宫内膜息肉等,发生率会显著增加,影响怀孕,降低生育能力。同时,随着年龄的增长,女性面临的生育风险也会显著增加,可能出现包括不孕症、流产以及胎儿先天性异常等问题。对于男性来说,虽然基本上终身都有生育力,但从优生角度看,也以35岁以内生育为宜。男性精子的质量在30岁时会达到最高峰，35岁以后，他们的睾丸功能、雄激素水平和精子质量都在走下坡路，受精能力也会大大降低，另外，高龄男性生育也会增加胚胎染色体异常的风险。

除了生理因素，从社会心理层面讲，年轻父母更有精力和时间来照顾孩子，在职业规划上也更具备灵活性。反观晚育，可能面临事业与育儿的双重压力，进而影响家庭的和谐与孩子的健康成长。

当然，并不是每个人都能在适龄阶段完成生育。生理因素、生活压力、事业追求、个人选择等多种因素都可能导致生育计划延后。因此，对于那些无法在最佳时期生育的家庭来说，了解相关的医疗信息和辅助生殖技术就显得尤为重要。

适龄生育不仅是一个医学话题，更是关乎自身权益和家庭幸福的社会议题。每个家庭都有权获得充分的信息，以便在适当的时间做出最合适的生育决策。让我们尊重每一个家庭的选择，同时也不忘提醒他们，把握生育的黄金时期，享受为人父母的喜悦和满足。毕竟，在这个充满挑战和机遇的世界里，适时地迎来新生命，或许就是人生篇章最美的部分。

郁 琦　白文佩

2025年1月

目 录

第一篇　月经篇

002 / 女孩多大年龄来月经算正常

007 / 异常月经面面观

015 / 月经不规律的女性想生育该怎么做

019 / 痛经影响怀孕吗

024 / 带避孕环后月经怎么不正常了

028 / 减肥后怎么不来月经了，会影响生育吗

第二篇　妇科疾病与不孕相关问题篇

034 / 子宫肌瘤影响怀孕吗

039 / 子宫内膜异位症为什么会导致不孕

045 / 患了多囊卵巢综合征影响怀孕吗

049 / 宫颈 HPV 感染会影响怀孕吗

052 / 反复妇科炎症是给"不孕症"埋雷

058 / 得过一次宫外孕，将来还会再得吗

当身体说不：女性生育力的隐形危机

065 / 输卵管不通与不孕症

071 / 婚后多久不怀孕需要就医

077 / 不孕症患者需要做哪些检查

082 / "宝贝计划"——试管婴儿技术什么时候上阵

086 / 先天性无阴道女性还能生孩子吗

第三篇　其他生育相关问题篇

092 / 服用避孕药对生育有影响吗

095 / 怀孕早期出血还可以继续妊娠吗

099 / 可爱的胖姑娘会有哪些妇科方面的烦恼

103 / 女性手淫会影响生育力吗

107 / 筑牢防线，科学预防意外怀孕

113 / 想要宝宝，需要提前做哪些功课

第一篇

月经篇

当身体说不：女性生育力的隐形危机

女孩多大年龄来月经算正常

"别让花儿过早开"——警惕性早熟

在一个阳光明媚的早晨，9 岁的小红醒来突然发现自己内裤上有一些血迹，于是惊慌失措地跑去告诉妈妈。妈妈心里充满了疑虑：难道孩子来月经啦？这是传说中的性早熟吗？是不是孩子从此就长不高啦？想到这里，妈妈立即带小红去医院就诊。

在妇科门诊，医生询问小红就诊原因后，对小红进行了详细的体格检查，问道："孩子乳房几岁开始发育的？"小红妈妈说："孩子 7 岁时就说自己乳头下面有一个小硬块，一碰就疼，当时我也没在意……"医生耐心解释："乳头下面的小硬块其实是乳核，女孩进入青春期后，体内雌激素升高会刺激乳核不断增大，渐渐地，乳晕、乳头也会发生变化，但 7 岁半前孩子出现乳房发育，太早了，而且现在孩子不满 10 岁就出现阴道流血，存在性早熟的可能。"说罢，医生给小红开具了性激素六项、经直肠超声、骨龄等检查进行系统评估。

"孩子性激素六项检查中黄体生成素为 3 毫国际单位/毫升，经直肠超声提示双侧卵巢均见多个直径 6 毫米的卵泡，子宫长度已经达到6厘米,结合孩子的症状,确定孩子这是来月经了,但因为孩子现在才9岁,所以考虑为性早熟。"医生看完检查结果说道。

小红妈妈听到"性早熟"一词,更加担忧了:"医生,我们平时吃饭也挺注意的,她怎么就性早熟了?而且现在她的身高只有123厘米,难道从此就不长个儿啦?"

"引起性早熟的原因有很多,饮食热量过高或过食补品只是一个方面。遗传、肥胖、误服雌激素类药物、长期心理压力过大、过早接触成人读物或视频等都会诱发性早熟。孩子目前身高123厘米,体重却达到45千克,我们可以计算一下孩子的体质指数(BMI):体重(千克)/身高的平方(米^2),结果为29.74(千克/米^2),属于肥胖范围,推测孩子的饮食习惯及体重对生长发育存在很大影响,需要改善孩子饮食习惯,减重。"

同时医生告诉小红妈妈:"性早熟可能会导致骨骼成熟加速,骨骺提前闭合,致使孩子成年后的身高矮于常人。孩子目前身高只有123厘米,但今天查的骨龄监测结果则提示孩子的骨龄大于实际年龄1岁,预测若不及时干预,孩子成年后的身高将矮于同龄人。结合相关检查,要想让孩子生长发育更健康,必须督促孩子做到以下几点:①控制体重,改善饮食习惯,减少油炸、膨化食品、甜品的摄入;②增加体育锻炼,每周至少运动5次,每次进行不少于30分钟的有氧运动;③控制和减少电子产品的使用,提高睡眠质量,不能晚于22:00睡觉,并保证每天至少 8 小时睡眠；④可于儿童生长发育中心进一步就诊，以干预身高。每 3 个月带孩子来院复查监测她的生长发育情况，半年监测 1 次骨龄。"

最终，经过 1 年的饮食控制及身高干预，小红在身高正常生长的同时，减重 10 千克，小红的"警报"终于解除，回归正常生活。

"莫让青春锁深闺"——警惕原发性闭经

像往常一样，小陈滑动着手机屏幕，浏览着各种有趣的视频，突然弹出了一则关于"女孩多大来月经算正常？"的科普视频，想到自己现在都 16 岁了月经还未来潮，出于好奇，小陈点进去看了看。

视频中的医生强调："月经初潮是女孩进入青春期的一个重要标志，每个女孩月经初潮年龄各不相同，通常有正常生长和乳房、阴毛、腋毛发育，但超过 15 岁仍无月经来潮，或乳房发育 2～5 年依然无月经来潮的现象，被称为原发性闭经，所以女孩来月经的时间集中在 10～15 岁，如果孩子早于 10 岁来月经或晚于 15 岁未来月经，都需要及时就医，排查原因，比如，有的女孩先天性生殖道畸形或早发性卵巢功能发育不全……"看到这里，小陈不由得心头一颤："我今年都 16 岁了，已经超过了视频所说的应来月经的正常年龄，而且听说周围的小伙伴都已经来月经了，就我还没有，难不成我有发育畸形？不行，我得去医院看看！"

到了妇科门诊，小陈忐忑不安地说了自己的情况，医生一边安抚小陈的情绪，一边对她进行了体格检查，并告诉小陈："不要过度焦虑，有的小姑娘月经来得晚是因为青春期发育迟缓，有的则是因为节食减肥或者心理压力大，原因很多，并不是所有超过15岁不来月经的女孩都存在生殖器官发育异常或染色体异常。你现在去做一下性激素六项、抗米勒管激素、甲状腺功能及子宫直肠彩超等检验和检查，我先初步评估一下你的情况。"

终于拿到结果，小陈急匆匆地再次来到医生诊室，医生告诉小陈："结合目前的结果，考虑你月经迟迟未来潮的主要原因是青春期发育迟缓，不是网上所说的先天性无子宫、无阴道或处女膜闭锁等情况，当然由于你的身高及体重都符合标准，可通过补充雌孕激素诱导月经来潮，并促进性腺发育，所以你不必那么慌张。"听到这里，小陈悬着的心终于放下来了。配合医生治疗3个月后，小陈去复诊，她的月经已规律来潮3次，子宫及卵巢体积已接近正常大小，性激素水平也符合正常标准。

小红和小陈的情况在日常生活中会经常遇到，但很多家长或孩子要么因为缺乏相关知识而过度焦虑，要么会觉得月经初潮的时间没那么重要，甚至会认为这是先天决定的，后天无法改变，不需要治疗。但通过这两个简短的案例，我们也可以认识到月经是女孩健康的晴雨表，出现问题后能够得到及时的干预和治疗是非常重要的，所以希望大家多了解相关方面的健康知识，做自己的健康管理小卫士。

温馨小贴士

若有以下情况,请及时就医。

- 早于7岁半出现乳房发育,阴毛、腋毛发育或10岁前月经来潮。
- 有正常生长和乳房、阴毛、腋毛发育,超过15岁但月经不来。
- 乳房发育后2～5年月经仍未来潮。

(山东省淄博市桓台县妇幼保健院 岳丽姿)

异常月经面面观

月经是女性健康的晴雨表。它的正常与否，往往反映着身体的状况。下面让我们通过几个案例来深入了解一下什么样的月经是不正常的。

子宫肌瘤惹的祸——经期延长

小美，一名 25 岁的上班族，在快节奏的都市生活中努力打拼着。最近几个月，她来月经时每次都要持续十多天，这让她感到十分烦恼和疲惫。起初，她以为只是工作压力大导致的月经暂时紊乱，没有太在意，只是默默地承受着身体的不适，继续忙碌于工作和生活。

然而，这种情况持续了三个多月，小美开始出现头晕、乏力等症状。原本充满活力的她，在工作中时常感到力不从心，脸色也变得越来越苍白。朋友们都关切地询问她的状况，这让小美意识到问题的严重性，不能再这样拖下去了。

于是，小美怀着忐忑的心情走进了医院。医生在详细询问了小美的情况后，为她开具了全面的检查和检验，包括超声、性激素六项等。在等待结果的过程中，小美的内心充满了焦虑和不安。

最终，结果出来了，小美被诊断为患有子宫肌瘤。医生耐心地向小美解释，当子宫肌瘤较大或生长在子宫黏膜下时，会影响子宫的收缩，导致月经时间延长、经量增多。长期的月经失血过多就容易引起贫血，从而导致头晕、乏力等症状。

小美听后，泪水在眼眶中打转，她从未想过自己会患上这样的疾病。但医生安慰她说，子宫肌瘤是一种常见的妇科疾病，只要积极治疗，是可以控制的，同时可以改善子宫肌瘤引起的症状。

在医生的建议下，小美决定接受相应的治疗方案。她调整了自己的生活节奏，尽量保证充足的休息，合理饮食，增加营养的摄入。在治疗过程中，小美也时刻保持着积极乐观的心态，勇敢地面对疾病。

经过一段时间的治疗和调养，小美的病情逐渐得到了控制，月经也恢复了正常，头晕、乏力的症状也慢慢消失了。经历了这次"磨难"，小美更加珍惜自己的健康，学会了在忙碌的工作中关爱自己的身体。

节食要适度——谨防月经量减少

小月今年18岁，还在上高中。正值青春年华的她，本该充满活力，却被月经问题困扰着。她发现自己的月经量越来越少，每次只用几片卫生巾就够了。这让小月心里充满了担忧，害怕这种情况会对自己的身体健康造成不良影响。

于是，在妈妈的陪同下，小月去医院就诊。经过一系列详细的检查和检验，医生找到了问题的根源。原来，小月过度节食减肥，导致营养不良、内分泌失调，从而引起了月经量的减少。

医生语重心长地告诉小月，除了过度节食，长期的精神压力、多囊卵巢综合征、卵巢早衰等也可能导致月经量少。其中，长期的精神压力会影响下丘脑的功能，进而影响激素的分泌，导致月经异常；多囊卵巢综合征会使得激素分泌失衡，影响卵巢的正常排卵和月经周期；而卵巢早衰则意味着卵巢功能过早衰退，无法正常分泌激素，从而影响月经和生育功能。

小月听后，懊悔不已，她意识到自己盲目追求苗条的身材，却忽略了身体健康的重要性。妈妈在一旁也是既心疼又着急，安慰着小月。

从那以后，小月在妈妈的监督和鼓励下，开始调整自己的生活方式。她不再过度节食，而是注重饮食的均衡和营养，多吃富含蛋白质、维生素和矿物质的食物。同时，小月也努力调整自己的心态，学会释放学习带来的压力，通过运动、听音乐等方式放松心情。

经过一段时间的调理，小月的身体逐渐恢复了健康，月经量也慢慢变得正常。这次经历让小月深刻明白了，健康的才是最美的，只有拥有健康的身体，才能更好地追求梦想和未来。

作息不规律的后果——月经周期紊乱

小敏，32岁，已婚已育，原本过着平静而幸福的生活。然而，近一年来，她的身体却出现了令人困扰的状况。她的月经

当身体说不：女性生育力的隐形危机

周期变得毫无规律，有时提前十多天，突然的造访让她措手不及；有时又推迟半个多月，漫长的等待让她内心充满焦虑。这种不确定性让小敏感到十分不安，她担心自己是不是得了什么严重的疾病。

怀着满心的忧虑，小敏走进了医院。医生在耐心地询问了小敏的生活习惯后，发现了一些潜在的问题。原来，小敏经常熬夜，作息极不规律，为了完成工作任务，常常牺牲自己的休息时间。而且，工作的巨大压力也如一座大山般压在她的心头，让她难以喘息。

在进一步的检查和检验后，医生还发现小敏患有甲状腺功能亢进。医生向小敏解释，甲状腺功能亢进会影响身体的内分泌系统，从而导致激素失衡，这也是她月经紊乱的重要原因之一。

小敏听后，恍然大悟，同时也感到懊悔不已。她意识到自己长期以来对健康的忽视，给身体带来了这么大的麻烦。

从那以后，小敏决定做出改变。她开始调整自己的作息时间，尽量保证每天充足的睡眠。在工作上，她也学会了合理安排任务，不再给自己过多的压力，并且积极寻求家人和朋友的支持与帮助。对于甲状腺功能亢进，她严格按照医生的嘱咐进行治疗，按时服药，定期复查。

经过一段时间的努力和调养，小敏的身体状况逐渐好转。她的月经周期慢慢变得规律起来，精神状态也越来越好。这次经历让小敏深刻明白了，健康才是最宝贵的财富，只有关爱自己的身体，才能拥有美好的生活。

子宫内膜异位症——痛经痛到让人怀疑人生

小琴每次来月经时都痛得死去活来,需要吃止痛药才能缓解。这种情况已经持续了好几年,严重影响了她的生活和工作。每次月经来临,小琴都是面色苍白,冷汗直冒,蜷缩在床上,被疼痛折磨得无法正常活动。

因为痛经,小琴不得不频繁请假,工作上的进度也受到了影响,虽然同事们表示理解,但她内心还是感到十分愧疚。生活中,原本热爱社交和户外活动的她,也因为痛经只能在经期时无奈地宅在家中,错过许多与朋友欢聚的时光。

为了摆脱这种痛苦,小琴终于下定决心去医院寻求帮助。医生经过检查和检验,诊断小琴患有子宫内膜异位症。医生耐心地向小琴解释,子宫内膜异位症是指子宫内膜组织出现在子宫体以外的部位,在月经期间,这些异位的内膜组织就会脱落、出血,从而引起疼痛。

医生还告诉小琴,除了子宫内膜异位症,盆腔炎、子宫腺肌病、原发性痛经等也可能导致严重的痛经。小琴听后,心中满是担忧和迷茫。

然而,医生的安慰让她重新燃起了希望。医生为小琴制定了个性化的治疗方案,包括药物治疗和生活方式的调整建议。小琴严格按照医生的嘱咐,按时服药,注意饮食和休息,避免过度劳累和精神紧张。

经过一段时间的治疗,小琴的痛经症状逐渐减轻。她终于能重新投入正常的工作和生活中,重新绽放出灿烂的笑容。小琴深知这一切来之不易,也更加注重自身的健康,定期复查,保持良好的生活习惯。

多囊卵巢综合征——年轻女性闭经的常见原因

小燕今年刚满36岁,可是她已经三个月没来月经了,排除了怀孕的可能后,她十分担心自己的身体,内心不断猜测自己是不是更年期提前了。这种异常让她感到无比焦虑,食不知味,夜不能寐。

怀着忐忑的心情,小燕走进医院进行了一系列全面的检查和检验,包括性激素六项、抗米勒管激素、子宫超声、人体成分测定、焦虑自评量表、抑郁自评量表等。经过漫长而紧张的等待,最终医生发现小燕患有多囊卵巢综合征。

医生耐心地向小燕解释,多囊卵巢综合征是一种常见的内分泌代谢疾病。患者主要表现为月经失调、高雄激素血症、卵巢多囊样改变等。患者常常出现月经稀发或闭经,就像小燕这样,甚至好几个月不来月经。而且,高雄激素血症会导致多毛、痤疮等症状,让女性的外貌产生变化。不仅如此,多囊卵巢综合征还常常伴随肥胖问题,这会进一步加重身体的代谢负担。

小燕听着医生的讲解,眉头紧锁,心中充满了担忧。医生看出了她的不安,安慰她道:"别太担心,虽然多囊卵巢综合征需要长期管理和治疗,但只要积极配合,调整生活方式,按时服药,还是可以有效地控制病情、恢复正常的月经周期、提高生活质量的。

多囊卵巢综合征的治疗方法包括调整生活方式、药物治疗等。调整生活方式主要包括控制饮食、增加运动、减轻体重等；常用的治疗药物有口服避孕药、孕激素、促排卵药物等。

对于其他原因导致的闭经，如垂体肿瘤，可能需要手术或放疗；卵巢早衰，可能需要激素替代治疗等。如果月经不正常的情况持续存在，或者伴有其他不适症状，如腹痛、头晕、乏力等，应及时就医。医生会根据具体情况进行详细问诊、体格检查、实验室检查和影像学检查，以明确病因，并制定相应的治疗方案。

温馨小贴士

通过以上几个案例，我们可以看出，不正常的月经表现形式多种多样，背后的原因也各不相同。那么，当我们发现月经不正常时，应该怎么办呢？

首先，不要惊慌。偶尔出现一次月经不正常，可能是生活中的一些因素引起的，如情绪波动、环境变化、饮食不规律等。可以先观察一段时间，调整生活方式，看看月经是否能恢复正常。比如，保证充足的睡眠，避免熬夜；减少精神压力，通过运动、听音乐等方式放松心情；注意饮食均衡，多吃蔬菜、水果，少吃辛辣、油腻、生冷的食物。

其次，如果月经不正常的情况持续存在，或者伴有其

当身体说不：女性生育力的隐形危机

他不适症状，如腹痛、头晕、乏力等，应及时就医。医生会根据具体情况进行详细问诊、体格检查、实验室检查（如性激素六项、甲状腺功能、血糖、血常规等）和影像学检查（如超声、磁共振等），以明确病因，并制定相应的治疗方案。

此外，在日常生活中，女性朋友们要注意保持良好的生活习惯，如规律作息、均衡饮食、适量运动、保持心情舒畅等。这些都有助于维持正常规律的月经。

总之，月经不正常是身体发出的信号，我们要重视它，及时发现问题，解决问题，让月经按时"报到"，让我们的身体更加健康。

（首都医科大学附属北京世纪坛医院　李宇婷）

第一篇 | 月经篇

月经不规律的女性想生育该怎么做

32岁的小王结婚后一直忙于事业，没有要孩子，好不容易调整工作安排，下定决心备孕了，月经不规律却让她犯了难。小王月经刚来那几年还算正常，经历高考后，她已经好多年没有体会过如期而至的月经了，月经常常来得猝不及防，量也时多时少，但她一直没有重视，这不，开始备孕了，才想起来去就医。在仔细询问病史和检查后，医生告诉她，她的月经不规律是多囊卵巢综合征导致的，并且给她科普了月经相关的知识，交代她备孕期间的一系列注意事项。

什么是月经？

子宫里面有一层膜状物，即子宫内膜，每个月因为雌激素的作用生长，又由于孕激素的作用而脱落，这种子宫内膜周期性剥脱引起的出血就是月经。

多久来一次月经，每次来几天，每次量多少是正常的？

本次来月经的第一天与下次月经的第一天之间间隔的时间，

正常是 21～35 天，以 28 天为标准周期，提前或推迟 7 天都是正常的；月经持续的时间，7 天以内都算正常；月经量以自身感受为准，如果你觉得量多，影响生活，或者对比以前明显减少，每次仅用护垫，甚至点滴出血都算异常。以上提及的几个方面，只要有一个出现问题都可以表明月经不规律，偶尔 1 次异常不用担心，可以选择观察，反复或持续发生就得找医生，因为引起月经异常的原因很多。

月经不规律的原因有哪些？

第一类疾病就是人们常说的"长东西"了，如息肉、肌瘤、肿瘤等。

1. 最常见的是子宫内膜息肉，可以单发亦可多发，大小不等，如果有症状，最常见的为月经淋漓不尽，有的患者服用孕激素治疗也可能会有效，如果需要手术，推荐宫腔镜手术。准备生育的女性，在发现息肉时也不必惊慌，需要根据备孕时长、息肉大小、是否出现月经改变等多方面因素来决定是否需要手术治疗。

2. 导致月经量增多，且伴随痛经的是子宫腺肌病，就是我们常说的子宫肌壁变厚，或者是子宫某局部变厚。如果子宫腺肌病患者准备生育，需要医生根据各种症状、妇科超声检查、妇科医生查体等决定治疗方案，建议患这类疾病的女性尽早婚育。

3. 子宫肌瘤相信大家都不陌生，这是最常见的妇科问题了，处于生育年龄的女性患病率可高达 25%。肌瘤的生长部位和大小不同，则对于月经的影响各不相同，准备怀孕的女性，尤其需要重视黏膜下肌瘤及较大的肌瘤。黏膜下肌瘤对于月经经量影响较大,因为与子宫内膜邻近,也容易影响受精卵"扎根";较大的肌瘤主要是担心其在女性孕期突发增大、引起变性等可能,影响妊娠结局。

4. 子宫内膜肿瘤是因为子宫内膜长期受雌激素作用而生长,却缺乏孕激素作用,所以不能很好地脱落,子宫内膜出现了肿瘤性病变。子宫内膜肿瘤也可导致阴道不规则出血,易被误认为月经不规律。

第二类疾病是人体掌管月经的内分泌功能出问题了。

月经血是否能够自然凝固、停止,每次月经会不会像水流一样急流不止,根据第一次来月经以及到目前的月经情况,再结合最简单的血常规检查就可以初步诊断啦。

最为常见的是排卵问题,可能由多囊卵巢综合征、甲状腺疾病、肥胖等多种病因引起。最简单的监测方法就是每天晨起测基础体温和监测排卵情况,基础体温是人体在完全静息状态下的体温,应在早晨醒后未活动前测量,并每日固定时间测量。这种监测排卵法方便、实惠、易操作。有生育需求的女性一定要重视排卵问题。

此外,还有可能是先天性的血管问题、以前的剖宫产手术等各种原因引起的月经异常,逐步排除才能获得最优解释。

月经不规律是一个复杂的问题,可能由多种因素引起,并且对女性的生育能力产生影响,规范就医后通过生活方式的调整、必要的医疗干预,可以在一定程度上提高受孕机会。女性

当身体说不：女性生育力的隐形危机

朋友需要意识到月经异常，并且及时寻求专业的医疗帮助，以便获得个体化的指导和治疗。

温馨小贴士

- 月经不规律的女性朋友，即使没有生育需求也要积极就医，因为月经不规律可能由很多种原因引起。如果极其偶发的月经异常，也不必惊慌，就医后排查一下亟须医学干预的问题后随访就好。
- 在生育方面，大到两个家庭，小到两个人，甚至细微到精子和卵子的奇妙相遇，都是一件需要认真对待的事情，女性在备孕前需要处理好月经不规律的问题，才能更快更好地受孕。

（南京医科大学附属南京医院　黄梦琪）

痛经影响怀孕吗

痛经并非不孕"红灯"

小王刚刚结婚三个月，她和丈夫的新婚生活浓情蜜意非常甜美，但是婚后两个人一直没有做避孕措施也一直没有怀孕的迹象。小王在刷抖音的时候看到一个因为痛经引起不孕的视频，她联想到自己从 13 岁月经初潮后不久就一直受痛经的困扰，很担心这种情况会引起不孕，于是她赶紧用手机在某医院的小程序上预约了就诊号，想到医院好好检查一下。

第二天，她来到医院，医生询问了她就诊的原因，很温和地安慰她说："你别着急，不是所有的痛经都会引起不孕的。你可以先告诉我痛经是什么时候开始的吗？"

小王说："我从 13 岁开始来月经，差不多 1 年后就一直有痛经，小肚子绞痛，最开始疼到浑身发冷，还会出虚汗，头晕、恶心，好几次差点晕过去，后来妈妈带我看中医吃了几次汤药，就没这么重了，但偶尔还是会很疼，有时候需要吃止痛药。"

医生听后说："不用紧张，我先给你做个妇科检查，查一下分泌物，抽血做血常规、性激素水平、肿瘤标记物 CA125 等检查，然后做阴道超声看看。"

做过检查后医生微笑着说："现在所有的检查结果都是正常的，目前考虑是原发性痛经，也是生理性痛经，就是没有盆腔疾病的经期腹痛，过于紧张的情绪会加重痛经症状，这种痛经不会引起不孕的，心情放松有助于尽早怀孕。"

小王听到医生这席话，心里的石头落了地，感激地对医生道谢后回家了。

小王回去后心情一直很好，对于怀孕这件事再也不纠结了，每天都开开心心、信心满满的，再次备孕1个月后成功受孕，小王和她的丈夫都很兴奋，开始为迎接小宝宝做各种准备了。

"继发性痛经"——生育之路的隐形绊脚石

小张在大学毕业刚参加工作时压力特别大，生怕干不好会遭辞退，因没有避孕常识，曾意外妊娠做过3次人工流产。后来有一阵子月经量大没注意，两年多前，那一次经期出血10多天，量还很大，小肚子疼痛难忍，在工作中疼得晕倒了，被同事送到医院，医生给小张进行补液、吸氧等治疗。

小张苏醒后，医生给她做了查体，又做了血常规及超声检查，发现血红蛋白90克/升，超声提示子宫腺肌症，子宫内膜厚约1.3厘米。这时她的男朋友也很着急地赶来了，医生严肃地对小张和她的男朋友说小张阴道出血多，继发贫血，子宫内膜厚，有急诊手术指征，需要做宫腔镜手术明确病因及止血。

在小张和其男朋友的同意下，医生给小张做了宫腔镜下诊断性刮宫术，手术很顺利，术后阴道出血也不多了。

术后1周，小张来到医院复查，医生告诉她，病理结果为正常的子宫内膜组织，小张月经不调和痛经的主要病因是子宫腺肌症，这种情况需要长期药物管理，如果放任不管的话，可能会病情复发、加重，影响以后怀孕。并告诉她可以口服一些孕激素类药物，如地屈孕酮等，但是如果暂时没有生育要求的话，也可以选择口服地诺孕酮，或者放置曼月乐环（左炔诺孕酮宫内缓释系统），以后结婚准备要小孩了，再停药或者取环就可以。小张表示不想吃药和上环，回去和男朋友商量一下。医生嘱咐她尽快拿主意，而且1个月一定要来复查。

小张回家和男朋友商量后决定不采纳医生的意见，没有遵医嘱吃药和复查，术后快2个月了小张的月经还不来，但是小肚子疼得特别厉害，大汗淋漓的，又去了急诊。医生立马给小张做了妇科检查，发现她有宫颈粘连，做了宫颈扩张术后，月经血流出来，腹痛就明显缓解了。

小张再次见到医生感觉很不好意思，说："医生真是对不起，我们没有听您的话按时复查，要不就不会发生这样的事了。我们主要怕来复查您又让我们吃药或者上环，我们担心以后会不孕。而且我痛经为什么这么顽固呀，为什么我会得这种病呢？像我这样会不会影响以后怀孕呢？"

医生语重心长地说："你的情况属于继发性痛经，也叫病理性痛经，是盆腔器官疾病（如子宫内膜异位症、盆腔炎、子宫腺肌症、子宫肌瘤、宫颈粘连、生殖道畸形等）引起的经期腹痛。你这次痛经是因为术后宫颈粘连引起的宫颈狭窄，导致月经血不能顺利流出，中医有句话叫"不通则痛"，就是这个道理。经过宫颈扩张，积血流出来了，腹痛自然就缓解了，但是如果不去治疗，宫颈粘连，阻碍精子和卵子相遇，不能形成受精卵，自然会影响受孕。还有，你本身就患有子宫腺肌症，它是子宫内膜细胞侵入子宫肌层，生长繁殖，导致子宫增大、变硬，影响胚胎着床和发育，严重的会引起不孕。子宫腺肌症的病因与遗传、子宫内膜损伤、子宫内膜炎、不良生活习惯等有关，你可能属于多次人工流产术子宫内膜损伤导致的，但是目前还是轻症，可以通过药物等进行有效控制，所以不用特别紧张会引起不孕。"

小张和男朋友听了医生的话心里就踏实了，他们表示准备下个月就结婚备孕，请医生给小张开一些有助于怀孕的药物。医生根据小张的情况给她开了地屈孕酮，嘱咐她每次月经第14天开始服药，每次一片，每日2次，持续10～14天，这样至少连续服用3个月，之后就可以备孕了，半年后如果没有怀孕，除了药物治疗，也可以考虑手术治疗或者辅助生殖技术。而且产后也要注意定期复查，有了症状一定要及时治疗。

现在，小张已经是一个1岁孩子的妈妈。她现在十分注意自己的身体健康，定期体检，子宫腺肌症未见加重，准备过两年再要二胎了。

在日常生活中会经常遇到以上类似两位女性痛经的情况，其实痛经并不可怕，可怕的是盲目放任痛经的发生发展。我们需要积极找到痛经的发病原因，才能辨别是生理性的还是病理性的，如果是病理性的，需要积极对症治疗，防止病情加重成为怀孕路上的"拦路虎"。另外，也需要及时和医生沟通病情，一同探讨，解除心中的疑惑，规范治疗，这样就可以让怀孕更顺利了！

温馨小贴士

- 痛经是否影响怀孕取决于其具体病因。
- 生理性痛经，一般不会影响怀孕。
- 病理性痛经，会增加不孕的概率。
- 有痛经症状及时就医检查并积极治疗可以增加妊娠率。

（北京市通州区中西医结合医院　单丹娜）

当身体说不：女性生育力的隐形危机

带避孕环后月经怎么不正常了

小丽是一名已经有两个孩子的母亲，面对生活和工作的压力，暂时没有再生育的打算，决定上环避孕，她找到医生寻求帮助，医生详细地询问了小丽的病史。

小丽说自己平时身体挺好的，没有什么特殊疾病，就是月经量比较多，一来月经就感到浑身没劲儿，有一段时间甚至出现了贫血。

医生根据小丽的情况给她推荐了一种叫左炔诺孕酮宫内节育系统的药物避孕环，小丽欣然接受了医生的建议，在做了充分的放环前检查后，顺利地在子宫内放置了一枚左炔诺孕酮宫内节育系统。

放了环之后，小丽却发现虽然避孕环起到了避孕的效果，但是月经老是流不干净，虽然量非常少，但是几乎每天内裤上都会有一点褐色的分泌物，这让小丽很是苦恼。

于是小丽再次走进医院，找到医生想要解决这个问题。见到医生后，小丽很苦恼地说："医生，本来我上环是为了解决避孕的问题，为什么上环后我的月经却不正常了呢？"

医生耐心地给小丽解释道："左炔诺孕酮宫内节育系统是一种药物环，它的外观像个'T'字，一端有一条尾丝，外露于宫颈管，方便取环，另一端为两臂，有利于环在宫腔内的固定。它里面的主要成分是左炔诺孕酮，每个环里含有 52 毫克，可以用 5 年。这个环与普通的金属类环相比，避孕效果更好，一年的避孕失败率仅为 0.2%，5 年的累计失败率也才约为 0.7%，它不仅能避孕，还能治疗一些妇科疾病，如异常子宫出血、子宫内膜增生、子宫腺肌病、月经过多、慢性盆腔痛等。由于它是由聚乙烯制成的，还不影响做核磁、CT 等检查。

"但是这种环因为带有高浓度的孕激素，改变了宫内环境，对子宫内膜的增殖具有较强的抑制作用，内膜变薄了，使受精卵不易着床，就像贫瘠的土地难以孕育种子一样；同时它还可以让宫颈黏液变得黏稠，阻止精子通过宫颈管进入宫腔，把精子的通道给切断了，防止受精；还有少部分使用左炔诺孕酮宫内节育系统的女性，排卵会受到抑制，所以避孕效果较好。

"正常的月经是由雌激素、孕激素这两种激素共同起作用的，但是左炔诺孕酮宫内节育系统本身只含有左炔诺孕酮这种孕激素，宫腔内孕激素多了，雌孕激素比例就失调了，导致雌激素不能维持子宫内膜的完整性，就会出现月经的淋漓不尽、不规则出血。有的人使用这种环时间长了，子宫内膜长期受孕激素的抑制作用，就会出现月经量减少、经期缩短，甚至可能出现不来月经的现象。"

小丽一听可能不来月经，吓坏了："医生，不来月经是不是就绝经了,就会变老?这么吓人,我可不敢再戴这个环了,赶紧给我取出来吧。"

医生拍了拍小丽的肩膀,继续说道:"不用那么担心,闭经并不是说你衰老了,其实这种异常的月经对卵巢功能并没有影响,卵巢还可以正常工作,正常分泌激素,想要恢复正常的月经,取环即可,之后也不影响正常的生育功能。你如果想要三胎,取了环以后等再来一次月经,下个月就可以备孕了。"

听到医生的打趣,小丽不好意思地笑了:"医生,我暂时没有要三胎的想法,还是想继续带环避孕。那我怎么解决月经不干净的问题呢?"

看到小丽已经理解了前面的谈话,医生继续说道:"首先,在放环前我们已经做了充分的术前检查,排除了子宫内膜病变的可能,这一点你就不用那么担心了。其次,你已经了解了为什么会出现这种情况,在心理上就不用过度紧张,目前出血量比较少,也没有影响你正常的工作,暂时无须特殊治疗和处理,只需要注意个人卫生,每天勤换内裤、清洗外阴,防止生殖道的感染即可。"

小丽听了医生的解释,心情瞬间变得轻松了。这也坚定了小丽继续带环避孕的决心。后续医生还向小丽交代,放环后1个月、3个月、半年、一年要进行一次复查,以后每年复查一次。小丽都一一记下,并心情愉快地离开了医院。

> **温馨小贴士**
>
> 如果宫内放置左炔诺孕酮宫内节育系统,出现了出血量多的情况,对于焦虑情绪较重、迫切希望治疗的女性,可给予适当的止血药物对症治疗。

(郑州市妇幼保健院　张　璐)

当身体说不：女性生育力的隐形危机

减肥后怎么不来月经了，会影响生育吗

晓琳是一位面容姣好的年轻姑娘，可她一直对自己的身材不太满意，看着网络上炫耀苗条身材的"A4"腰、反手摸肚脐、锁骨养鱼等诸多视频，她决定开始减肥。

晓琳选择了节食的方法，她每天只吃一些水果和水煮蔬菜，拒绝了所有高热量的食物。同时，她还加大了运动量，每天都会去跑步、做瑜伽。经过几个月的努力，晓琳成功地瘦了下来，她看着镜子里的自己，感到非常满意。

然而，不久之后，晓琳发现了一个让她担心的问题——她的月经已经好几个月没有来了。晓琳不知道这是怎么回事，于是决定去看医生。

医生听了晓琳的讲述后，先给她测量了身高、体重，发现身高一米七的晓琳体重才45千克，医生给晓琳计算了体质指数（BMI）为15.6千克/米^2。BMI=体重（千克）/身高的平方（米^2），正常的BMI范围是18.5～23.9千克/米^2。医生又让晓琳抽血查了性激素六项，包括卵泡刺激素（FSH）、黄体生成素（LH）、雌激素（E）、孕激素（P）、睾酮（T）、催乳素（PRL）。

拿到化验单后，晓琳看到好几个化验结果后都标着"向下"的箭头，她焦急地找到医生。

医生耐心地给晓琳解释："女孩们每个月的月经能准时到访，首先得由'总司令'下指令，这个'总司令'是我们的下丘脑。它每天按时、按量地发布各种指令来维持我们身体的各项机能。关于月经的指令是促性腺激素释放激素（GnRH），这个指令下给垂体。垂体接收后，转化成自己的指令——卵泡刺激素（FSH）和黄体生成素（LH）传给卵巢。卵巢接收后再转化成自己的指令——雌激素（E）、孕激素（P）传达给子宫。指令层层下传，使子宫有条不紊地工作。以周期 28 天的正常月经为例：从来月经第一天算起的第 5～14 天，子宫内膜在雌激素作用下逐渐变厚，呈增殖性变化；第 15～28 天，子宫内膜在雌激素、孕激素的共同作用下，继续增厚并且由增殖期转变为分泌期，此时的子宫内膜厚且松软，有利于受精卵着床发育；如果没有接收到受精卵，子宫会在新的指令下，请月经到访，让内膜崩解脱落，由厚变薄，这就是月经第 1～4 天，即月经到访期间发生的事了。

"但您这样过度节食，仅吃水果和蔬菜，会导致脂肪和蛋白质等能量摄入不足，过度运动又让能量快速消耗，都可以导致身体肌肉／脂肪比例增加或总体脂肪减少，而月经的维持有赖于一定比例（17%～22%）的机体脂肪；过度节食和运动还会引发焦虑、抑郁等心理情感问题，让下丘脑处于应激反应状态。所有这些都会让下丘脑这个'总司令'发放错误的指令甚至不

当身体说不：女性生育力的隐形危机

发放指令，您化验单上那些向下的箭头就是这么来的，自然，也就不来月经了。"

晓琳紧张地问："医生，听您刚刚讲的，减肥是不是还会影响我以后生育啊？"

医生严肃地说："是啊，我们刚刚讲的下丘脑、垂体和卵巢得精密协作才能让卵巢排出卵细胞、让卵细胞和精子结合成受精卵、让受精卵在子宫扎根生长。可是，不科学的减肥通常会使下丘脑受到抑制，排卵的指令无法传达，生育这件事从开始就被按下了停止键。哪怕形成了受精卵，不科学的减肥也会使母体能量匮乏，容易导致受精卵不能着床或着床后流产。而且后期胎儿的生长需要大量的能量，如果母体能量不足，容易出现胎儿生长受限、早产、分娩困难等一系列问题，所以不科学的减肥对生育的影响是显而易见的。"

晓琳听了医生的话，后悔不已。她意识到自己的减肥方法太过于极端了。在医生的建议下，晓琳开始调整自己的生活方式。她不再过度节食，而是合理搭配饮食，保证身体有足够的营养。她也适当减少了运动量，让身体有足够的时间恢复。

经过一段时间的调理，晓琳的月经终于又恢复了正常。她也明白了，减肥要科学合理，不能以牺牲健康为代价。只有保持身体的健康，才能真正拥有美丽和幸福。

> **温馨小贴士**
>
> 中国目前建议将成人 24.0 千克／米^2 ≤ BMI ＜ 28.0 千克／米^2 者诊断为超重，BMI ≥ 28.0 千克／米^2 者诊断为肥胖，成年女性腰围 ≥ 85.0 厘米者诊断为中心性肥胖。超重、肥胖者会存在一系列健康问题，也会影响月经和生育，是需要减肥的。中国很多医院已经建立超重及肥胖门诊，大家可在医生的指导下减肥，切忌不科学的减肥！

（江西省妇幼保健院　邹　丽）

第二篇

妇科疾病与不孕相关问题篇

当身体说不：女性生育力的隐形危机

子宫肌瘤影响怀孕吗

27岁的陈女士刚刚结婚不久，为了更好地了解自己的身体状况以及咨询备孕相关的问题，她前往医院妇科门诊就诊。医生接诊后仔细询问了病史，了解到陈女士平时定期体检，身体健康，月经规律，也没有任何不良生活习惯，于是医生给她开了一些孕前检查的常规项目，其他结果基本没有什么大的异常，但是盆腔B超显示有子宫肌瘤。而陈女士之前的体检结果都不曾提示有子宫肌瘤，她不禁担心起来，怕子宫肌瘤会对自己怀孕产生影响。

医生认真地查看了B超单的图像及结果，同时给陈女士做了妇科检查，然后向她解释道："B超显示的子宫肌瘤只有1个，直径约2厘米，位置在子宫肌层的里面，妇科检查也没有明显的异常，并不会影响怀孕，但不管是怀孕前还是怀孕后都需要定期检查子宫肌瘤的情况。"听到这儿，陈女士才放下心来，咨询了一些备孕的注意事项后便回家了。3个月以后，陈女士再次来到医院，带来了她怀孕的好消息，医生给她开了B超检查，结果提示宫内孕，并且子宫肌瘤大小没有明显变化，再次嘱咐陈女士定期产检，同时关注子宫肌瘤的情况。

子宫肌瘤是一种十分常见的妇科疾病，属于妇科良性肿瘤的一种，常见于 30 ～ 50 岁的女性。大部分子宫肌瘤患者并无明显症状，通常是通过 B 超检查发现的，且绝大多数无症状的子宫肌瘤患者也不需要治疗，定期复查就可以了。

女性为什么会得子宫肌瘤呢？

目前确切的病因并不清楚，可能的原因和高危因素包括以下几种。

1. **女性雌孕激素水平**：子宫肌瘤在青春期前女性中少见，在育龄期女性中多见，通常会在女性绝经后萎缩。其可能与女性雌孕激素水平有关，高水平的雌孕激素会引起并增大子宫肌瘤，这也是目前比较受认可的一种说法。

2. **生活方式**：熬夜、久坐、吸烟、酗酒、不规律饮食、滥用保健品等不良生活方式也会促进子宫肌瘤的发生和发展。

3. **遗传**：一些研究认为，子宫肌瘤具有遗传倾向。

得了子宫肌瘤会有哪些表现呢？

大多数子宫肌瘤患者并无明显症状，若出现症状，则与肌瘤的大小、部位等有关，主要包括以下几种。

1. **月经异常**：最常见，主要有经量增多、月经持续时间长等表现，时间久了可导致贫血。

2. **阴道分泌物异常**：白带明显增多，黏膜下肌瘤合并感染或坏死时还会出现脓性或血性的白带。

3. **腹部包块**：有些肌瘤凸向子宫外面，朝着盆腔生长，使子宫体积超出怀孕 3 个月的大小时,可从下腹部摸到包块。

4. 压迫症状:子宫肌瘤压迫膀胱、输尿管时,可导致尿频、尿急、排尿困难等症状;子宫肌瘤压迫直肠时,可出现便秘、排便疼痛等症状。

子宫肌瘤是如何对怀孕造成影响的?

其实大部分子宫肌瘤并不会影响怀孕,少部分子宫肌瘤会对怀孕产生影响,这主要与肌瘤类型和大小有关。而子宫肌瘤的类型根据肌瘤与子宫肌壁的关系,可分为以下三类。

1. 黏膜下肌瘤:肌瘤向宫腔内生长,此时肌瘤会压迫子宫内膜,引起宫腔形态的改变,这会影响受精卵的着床,大大降低成功怀孕的概率,就像土地不平整时,种下去的种子也不一定能生根发芽。而有时候黏膜下肌瘤很小,受精卵也能幸运地着床,但在怀孕后母体激素的作用下,肌瘤有可能会逐渐增大,与胚胎抢占宫腔内有限的空间,严重的可能导致流产,影响妊娠结局。

2. 浆膜下肌瘤:肌瘤向子宫外面生长,这种类型的肌瘤因为不影响宫腔内部,一般很少会影响怀孕。但是由于盆腔空间"充足",浆膜下肌瘤往往体积较大,若生长部位刚好压迫到了输卵管,可能会影响精子与卵细胞的相遇,从而造成不孕,当然这种情况的概率是不高的。

3. 肌壁间肌瘤:肌瘤生长在子宫肌壁间,这是最常见的一种子宫肌瘤类型,大部分情况下不会影响怀孕,但是如果肌壁间肌瘤过大，且往宫腔方向生长，有可能会使宫腔变形或内膜供血不足，从而造成与黏膜下肌瘤相似的影响。陈女士的子宫肌瘤就是这一类型，由于其体积较小，又是单发，所以对怀孕没有太大的影响。

得了子宫肌瘤该怎么治疗？

如果真的得了子宫肌瘤，也不必担心。医生治疗时会根据患者的年龄、症状、是否有生育需求并结合肌瘤的类型、大小、数目等综合考虑。

1. 随访观察：体积较小、没有影响内膜、没有症状的肌瘤基本不需要处理，每 3～6 个月复查一次即可。

2. 药物治疗：适用于症状较轻、接近绝经年龄或不适宜手术的人。药物主要用来缓解症状，控制肌瘤发展。

3. 手术治疗：出现以下情况时可考虑手术治疗。①子宫肌瘤引起月经过多或者异常出血甚至导致贫血；②出现剧烈腹痛、性交痛等；③肌瘤体积过大，压迫膀胱、直肠引起相关症状，药物治疗无效；④子宫肌瘤引起不孕或反复流产；⑤子宫肌瘤患者备孕时发现肌瘤影响到宫腔形态；⑥短期内肌瘤迅速增大；⑦绝经后未行激素补充但肌瘤仍有生长；⑧怀疑有恶变等。

因此，备孕女性不必过于担心子宫肌瘤对怀孕带来的影响，可到医院找专业的妇科医生评估。大多数肌瘤患者无明显症状，如果肌瘤体积不大，位置不特殊，那么只需要定期进行复查。但如果超声提示有黏膜下肌瘤或者肌壁间肌瘤压迫了子宫内膜，则建议患者在备孕之前剔除子宫肌瘤，从而改善宫腔内的环境，为怀孕创造有利条件。如果备孕女性子宫肌瘤直径大于 5 厘米，即使没有压迫宫腔，也需要结合自身年龄、症状、身体健康状况等，与医生充分沟通，严密随访，适当缩短复查的时间，必要时建议患者在备孕前先进行子宫肌瘤剥除手术，这样能尽量减少子宫肌瘤给备孕、怀孕及分娩过程带来的风险。总之，每个人都是不一样的个体，每位女性所患的子宫肌瘤也是不同的，因此处理方法也各有差异。

（浙江省诸暨市妇幼保健院　蒋文婷）

子宫内膜异位症为什么会导致不孕

29岁的李女士已经结婚两年了,与丈夫感情很好。夫妻俩一直想生育孩子,但始终未能如愿,于是前往医院寻求帮助。医生了解到,李女士一直都有痛经,症状重的时候吃些止痛药,就能明显缓解。因为闺密们大多数有或轻或重的经期不适,所以李女士并未十分在意自己的痛经。但她每次与丈夫同房时,盆腔深部总是不舒服,乃至疼痛的感觉。这影响着夫妻生活的质量,却又难以启齿。经过检查,医生告知李女士患有卵巢子宫内膜异位囊肿(俗称巧克力囊肿)和盆腔子宫内膜异位症,是导致不孕症的主要原因。因卵巢子宫内膜异位囊肿直径超过4厘米,医生建议李女士采用微创手术剔除囊肿、分离盆腔粘连,手术中通过美兰通液评估输卵管通畅性,必要时进行疏通。手术非常顺利,术中所见也证实了医生之前的判断。手术后,李女士在医生的指导下继续接受了一段时间的药物治疗。停药后,她很快就怀孕了,夫妻俩的喜悦之情溢于言表。

李女士患的子宫内膜异位症(简称内异症),是育龄期女性的常见疾病,在育龄女性中的发生概率为5%～10%,也是不孕症的常见原因之一。内异症是指子宫内膜组织在子宫腔外生长的疾病，异位的子宫内膜可能生长在子宫外壁、卵巢和输卵管上，甚至影响肠道等器官。在月经周期中，这类内膜组织会对激素产生反应，刺激其接触到的器官，引发被附着器官的疼痛和粘连。当异位子宫内膜浸润至卵巢时，可能导致卵巢上出现囊肿，即李女士所患的子宫内膜异位囊肿，也是内异症中最常见的类型。内异症会威胁女性的生殖健康，降低患者的生育力，导致不孕症，困扰着许多渴望生育的女性。

女性为什么会得子宫内膜异位症呢？

内异症的病因还不是十分清楚，目前认为可能与以下几个因素有关。

1. 腹膜和卵巢的上皮组织具有转化成与子宫内膜相似功能组织的潜在能力，在遇到某些刺激后就有可能转化成异位的子宫内膜。

2. 经血流出受阻。破碎的子宫内膜因流出受阻而随着经血倒流，进入腹腔或子宫肌层并种植在那里。

3. 经期同房或进行人工流产时不注意卫生问题有可能导致子宫内膜异位种植。

4. 遗传因素。内异症具有一定的遗传倾向和家族聚集性，患此病的人有家族病史的居多。

子宫内膜异位症是如何导致不孕的呢？

子宫内膜异位症导致不孕的原因和机制都较为复杂，主要包括以下几个方面。

1. **女性盆腔解剖结构发生变化**：子宫内膜异位症导致的主要变化为异位内膜的周期性出血和周围组织的纤维化。这会导致输卵管变得僵硬、管径变小或阻塞、输卵管不通畅或蠕动受限、抓取卵子的功能受损，从而引起精子和卵细胞的相遇障碍导致不孕。另外，内异症的女性常常会发生性生活疼痛，这可能导致女性心理紧张等，也会影响受孕。

2. **卵巢功能的下降**：卵巢是子宫内膜异位症的好发部位，即卵巢子宫内膜异位囊肿。内异症使卵巢的正常组织受到破坏，从而影响了卵泡的正常发育和卵细胞的排出，并且可影响黄体的形成和功能，也可能会导致未破卵泡黄素化综合征，直接影响女性的排卵和受孕。

3. **免疫系统的异常**：如果在子宫内膜异位症患者的血液中检测到抗子宫内膜抗体和抗核抗体，则提示患者存在自身免疫问题，这些内异症患者腹腔内巨噬细胞的数量增加、吞噬功能异常活跃，能吞噬精子和卵细胞，导致不孕。

4. **子宫内膜容受性下降**：子宫内膜异位症女性的子宫内膜存在明显孕激素抵抗的现象，导致子宫内膜结构改变、蜕膜化不足等，造成子宫内膜容受性低下，进而导致不孕或胚胎着床失败或自然流产。

5. **腹腔内前列腺素的释放**：子宫内膜异位症患者腹腔内前列腺素含量升高，可使输卵管和子宫收缩，影响精子和卵细胞的结合，从而影响受孕。

子宫内膜异位症合并不孕的女性该如何进行治疗?

子宫内膜异位症本身和治疗的过程都可能对女性卵巢的储备功能和生育能力产生影响。因此在治疗中,要特别注重对生育能力的保护,医生会根据患者疾病的特征、年龄、症状体征、病变范围以及对生育的要求制定个体化的治疗方案。

1. 早期发现,长期管理:对于育龄期的女性而言,内异症的诊断延迟可能会导致病情的加重,影响卵巢功能,进而发生不孕。建议女性,特别是青少年时期的女性,如果发现有子宫内膜异位症,应引起重视并及时治疗,进行长期管理,保护生育能力。如发现有卵巢内异症囊肿,同时囊肿的直径＜4厘米,或者有痛经等症状,都可以通过长期的药物治疗进行控制。常用的药物包括孕激素、复方口服避孕药、促性腺激素释放激素激动剂(GnRH-a)等,都可以起到缓解疼痛、控制病情发展的作用。

2. 手术治疗:手术治疗也是内异症的主要治疗方法。手术过程中也要最大化地保护患者生育能力,住院目的是缩小或消除病灶,减轻或解除疼痛,改善或促进生育能力,减少或避免内异症的复发。对于卵巢子宫内膜异位囊肿≥4厘米、合并不孕或是经药物治疗难以缓解症状的女性,都可以通过手术来进行治疗。但因为内异症患者手术后的复发率高,所以对于有生育需求的女性,术后仍需要继续通过药物进行长期管理。根据病情,患者采用GnRH-a治疗3～6个月后可改用其他药物,或者术后直接应用孕激素进行治疗，同时也要定期到医院进行复查。建议坚持长期用药治疗，既可以降低子宫内膜异位症复发的概率，缓解疼痛，也可以有效地起到保护生育力的作用。

3. 辅助生殖技术治疗：对于内异症症状较轻，年龄 < 35 岁的女性，鼓励其自然受孕。可以在备孕期间监测其卵泡发育情况，如果卵泡发育障碍，可予以促排卵治疗。女性在试孕期间也要注意自己卵巢囊肿的发展和疼痛症状情况。

如果试孕半年后还是没有怀孕，或者疼痛等内异症的症状加重，则需要根据具体情况重新进行生育力评估，必要时可以选择进行手术治疗。手术后进行评估，根据具体情况决定自然受孕或进行体外受精 – 胚胎移植（辅助生殖技术）。对于生育力较低的女性，建议先行体外受精 – 胚胎移植，完成生育后再根据病情进行手术或药物治疗。

对于治疗后复发的内异症女性，如果有生育要求，不建议其再次接受手术治疗。二次手术治疗有可能会加剧其卵巢功能下降，因此，建议这类女性积极采取辅助生殖技术进行生育，完成生育后再处理复发的病灶。

总而言之，子宫内膜异位症会对女性的卵巢功能及生育力造成持续性的破坏。因此，对于有生育需求的内异症女性，建议其尽快生育。手术和辅助生殖技术都是帮助内异症合并不孕女性生育的方法。对于无法自然受孕的女性，建议其尽早接受规范治疗，长期管理，根据具体情况积极进行调整。

当身体说不：女性生育力的隐形危机

> **温馨小贴士**
>
> 若出现以下情况，请及时就诊。
> - 一直有痛经的症状，且疼痛难忍，痛感越来越严重。
> - 每次同房时，盆腔深部总是不舒服，有疼痛的感觉。
> - 备孕超过1年仍没有自然怀孕。

（首都医科大学附属北京世纪坛医院　陈雁容）

患了多囊卵巢综合征影响怀孕吗

26岁女孩可可一直有一个不好意思跟别人提起的小秘密——她觉得自己和一般女孩不一样——她的月经不按月来，甚至半年才来一次，她一直担心自己没办法像其他女孩一样顺利怀孕、生育一个自己的宝宝。果然，可可婚后兜兜转转2年都没等到好消息。十分沮丧的可可为了以后能够成功孕育自己的孩子，来到医院，医生经过详细询问病史和B超检查（B超提示双侧卵泡多囊样改变），告诉可可她患有多囊卵巢综合征，由于排卵稀少，确实对怀孕有一定的影响——一半以上多囊卵巢综合征患者存在怀孕方面的困扰。可可伤心极了，在诊室就委屈地哭了起来。医生赶紧安慰她别难过，先听听这个病是怎么回事。

什么是多囊卵巢综合征？

我们可以把"多囊卵巢综合征（PCOS）"这个词拆成两个词来看：多囊卵巢和综合征。多囊卵巢里的"囊"指的是卵巢里的小卵泡，每个女性都有，既不是囊肿也不是肿瘤，是每个生育期女性卵巢里都会有的，只不过PCOS患者的"囊"基本都是小于10mm的小卵泡，一侧卵巢会有10个以上这种小卵泡，当然也不是所有多囊卵巢综合征患者盆腔超声检查都能看到10

个以上的小卵泡。而综合征指的是这不单单是妇科内分泌一个学科的问题，也包括代谢问题、不容易怀孕、心理障碍等多方面互相影响。也就是说，"多囊"是我们看到的表象，"综合征"是我们可以去进行调整的。

多囊卵巢综合征为什么会影响怀孕？

首先，虽然 PCOS 患者的卵泡看起来多多的，但发育出现了问题，都是不成熟的小卵泡，不能正常长大，导致没有正常排卵，自然也不会出现精卵结合。其次，由于女性性激素分泌发生紊乱，子宫内膜发育也随之异常，导致 PCOS 患者不易受孕。再次，很多 PCOS 患者容易存在代谢的问题，如高血脂、高血糖、肥胖等，对女性内分泌功能影响很大。最后，生育压力增加，导致患者情绪出现波动，进一步加重多囊卵巢综合征的病情，进一步导致难受孕。

多囊卵巢综合征患者如何助孕？

虽然多囊卵巢综合征对怀孕的影响是肯定的，但绝大部分患者，尤其合并超重或肥胖的患者，进行生活方式的干预就能获得很大的改善。

首先要调整的就是一日三餐。零食、饮料肯定要放弃了，最推荐大家选择的就是粗茶淡饭，糖少一点儿，再少一点儿，油也是少一点儿，再少一点儿，适当吃一些优质蛋白，如豆浆、豆腐等就是不错的选择。肥肉是肯定不建议了，低脂饮食更健康。

除了管住嘴，还得迈开腿。推荐大家每周进行不少于 5 次，每次不少于 30 分钟的中等强度运动。怎么判断自己的运动达到了中等强度呢？就是运动过程中有点儿心慌，有点儿喘，但是也还能受得了，能完整地说出来一句话，但是肯定唱不了歌的状态。

通过饮食调整再加上身体锻炼，培养良好的作息规律（每天保证 6～8 小时的睡眠，避免熬夜），保持良好心态等，身体内性激素的水平就会跟着自行调整，慢慢地雌激素恢复周期性的变化，排卵规律也跟着恢复了，随着排卵的恢复，又能在月经后半期重新分泌孕激素了，如此一来，子宫内膜也慢慢变得肥沃，受精卵又能顺利"种植"生长了。

通过以上积极的生活方式干预，大部分多囊卵巢综合征患者能如愿怀上宝宝。

但是，仍然有一少部分女性没有办法自发排卵，这时候就要考虑开始药物促排卵治疗了。当然，怀孕的过程并不是"有卵"就万事大吉，比如，输卵管功能有问题、子宫内膜有问题，必要的时候还需要进行宫腔镜和腹腔镜的治疗。需要注意的是，还有一些夫妇的不孕问题出在丈夫身上，如果丈夫的精液本来就有问题，那单单女方进行治疗也是没有效果的。如果以上的问题都考虑到了，但仍然没有试孕成功，就要考虑借助于体外受精和胚胎移植了。

可可在听完医生的介绍后心情平复了很多，备孕之路的方向也清晰了。经过五个多月的调整,可可的月经规律了。又过了两个多月,可可再次来到医院,"恭喜你!你怀孕了!"医生拿着B超和化验结果对可可说。

温馨小贴士

- 多囊卵巢综合征不可怕,如果没有生育要求可以定期服药调经,有生育要求时可以促排卵治疗,大多数人是可以怀上小宝宝的。
- 生活方式很重要,超重和肥胖患者需要减重,控制饮食、多运动。

(北京市丰台区妇幼保健院　李昭昭)

宫颈 HPV 感染会影响怀孕吗

30 岁的小兰前段时间刚做完孕前检查，今天老公陪着她来找医生看检查结果。一看报告单，HPV-52（人乳头状瘤病毒 52 型）阳性，宫颈细胞学检查结果阴性。小兰和她老公看到这个结果后也是提了一连串的问题：感染了 HPV 是先治疗还是可以继续试孕啊？带着病毒怀孕会传染给孩子吗？怀胎十月，这么长的时间，宫颈会癌变吗？

什么是宫颈 HPV 感染？

HPV，又被称为人乳头状瘤病毒，是一种球形、微小、无包膜的环状双链 DNA 病毒，主要寄居在人体皮肤以及黏膜的鳞状上皮细胞中。目前世界上还没有消灭 HPV 病毒的"特效药"，因此感染 HPV 后在很大程度上只能靠人体自身的免疫力来清除，90% 以上的感染者可在感染病毒后的 1～2 年内自然转阴。目前 HPV 分型有 200 多种，但与宫颈癌关系最为密切的只有 HPV-16、HPV-18 两个亚型。

宫颈 HPV 感染对女性怀孕究竟有没有影响呢？

答案是有影响的，但 HPV 感染不是怀孕的禁忌证。

首先，宫颈 HPV 感染也会影响女性阴道内的环境，从而间接影响精子的进入，使怀孕的概率有所下降，严重的宫颈感染，可能会引发怀孕后流产和早产。

其次，HPV 一般不会通过血液传染给胎儿，主要通过亲密接触传染。而剖宫产和顺产均有机会让胎儿接触被感染的羊水和产道，除低危型 HPV 感染导致的生殖器疣这类疾病可能会因顺产而增加新生儿的感染率外，剖宫产和顺产导致新生儿感染的概率几乎是一样的，鉴于顺产的好处大于剖宫产，所以仍鼓励 HPV 阳性的妊娠女性顺产。产后只要做好对乳头的清洁工作，切断传染源后仍可以选择母乳喂养，不增加婴儿患病的风险。另外，受感染的新生儿在产后两年内因为免疫力的提高还可自然转阴，而且在孕期受感染并不会增加胎儿畸形的发生率，因此，HPV 感染并不是终止妊娠的指征。

妊娠会促进宫颈病变的发展吗？

怀孕一般不会促进宫颈病变的发展。对于 HPV 的亚临床感染，甚至不需要治疗。有一半以上的宫颈高级别上皮内病变在妊娠过程中可自行消退，或稳定在宫颈癌前病变水平无进展，发展为癌症的概率很低。所以宫颈低级别病变的患者首选随访，高级别病变排除宫颈癌后的患者也可延至产后 6 周复查，若高度怀疑恶性病变，可行宫颈环形电切术做诊断性锥切。宫颈活检出血以及宫颈环形电切术（LEEP）对宫颈组织的损伤相对较小，一般不影响妊娠，但是对于手术时机的选择，应尽量避免临近分娩的时期。

再回到开头小兰姑娘这个案例上来。首先,小兰做的孕前检查的结果中,根据 HPV 的分型,HPV-52 阳性属于高危型中的其他 12 项,也就是说不是 HPV-16、HPV-18 这样主导宫颈癌的高发分型,所以致癌率较低。而且目前细胞学检查结果显示没有宫颈病变,所以暂时不需要特殊处理,继续试孕就好,12 个月后复查病毒情况及进行细胞学检查。

温馨小贴士

宫颈 HPV 检测和宫颈液基薄层细胞学检查(TCT)均为宫颈防癌筛查,目前我们国家进行细胞学筛查的起始年龄为 21 岁,终止年龄为 65 岁。根据结果的不同,专业的处理方式亦有不同,所以一般若这两项的筛查结果有异常,均需咨询专业医生的建议。

(恩施市中心医院 谭顺梓)

反复妇科炎症是给"不孕症"埋雷

王先生和李女士是一对结婚多年、恩爱得让人羡慕的夫妻,近一年他们在备孕,就没有采取避孕措施,但无奈的是,无论他们如何努力,快一年了,一直未能如愿。男方精液、免疫等检查,女方超声检查、性激素测定、优生优育、免疫等检查结果中都没发现问题,后来通过输卵管造影结果找到了问题的根源——李女士患有妇科炎症:慢性盆腔炎(子宫腔内局部粘连,输卵管一侧不通,另一侧通而不畅)。王女士很是诧异,自述刚结婚没多久的时候,激情难耐,在经期也曾发生过几次性生活,后来因为小腹隐隐地疼,曾到医院就诊,被诊断为慢性盆腔炎,但口服消炎药好转了,之后时有小腹痛现象发生,时而白带稍多,因为能忍受,也不影响正常生活,就没有诊治,不承想,慢性盆腔炎竟成了不孕症的罪魁祸首。

久久不孕背后的"雷区"——妇科炎症

妇科炎症,这个听起来并不陌生的词汇,实际上是一个复杂的疾病群。它包括但不限于阴道炎、宫颈炎、子宫内膜炎、子宫内膜息肉、宫腔粘连、输卵管炎和输卵管卵巢脓肿，以及扩散后产生的盆腔腹膜炎和肝周炎等多种类型。那么，妇科炎症是怎么导致不孕的呢？

1. 生殖环境的恶化：反复阴道炎、宫颈炎等，可表现为外阴痒、阴道分泌物多、同房出血等症状，导致阴道和宫颈环境失衡，为精子的生存和与卵细胞结合设置了重重障碍。

2. 胚胎着床的难题：子宫内膜息肉、子宫黏膜下肌瘤、子宫内膜炎、宫腔粘连等患者的表现为白带多、阴道淋漓出血、经期延长、月经稀少、闭经等症状，即使精子和卵细胞能够成功结合，妇科炎症也可能影响子宫内膜的环境，让受精卵难以着床。

3. 精子与卵细胞的隔阂：输卵管急、慢性炎症，输卵管、卵巢脓肿等可引起输卵管粘连和阻塞，让精子和卵细胞难以相遇。

妇科炎症的"幕后黑手"

那么，究竟是什么导致妇科炎症的发生呢？原因有很多，主要包括以下几个方面。

1. 不良的生活习惯：如不注意个人卫生、过度清洁、使用不合适的卫生用品等，都会破坏阴道的自然防御机制，导致细菌滋生和感染。

2. 不洁的性行为：性行为是妇科炎症的重要传播途径之一。如伴侣双方不注意性器官的清洁和卫生，或者存在多个性伴侣等情况，或在女性经期进行性生活，都容易引发妇科炎症。

3. 免疫力下降：当身体免疫力下降时，女性就容易失去对病原体的抵抗力，从而患各种疾病。

4. 妇科手术操作：各类需要器械进入宫腔的操作，如反复人工流产，放环、取环术，子宫输卵管造影等都有可能引起妇科炎症。

5. 临近器官炎症蔓延：最常见的有急性阑尾炎、憩室炎、腹膜炎等。

6. 其他因素：如长期使用抗生素、激素类药物等，也会破坏阴道内的菌群平衡，导致妇科炎症发生。

炎症如何"引爆"不孕症？

妇科炎症之所以能成为不孕症的"幕后推手"，是因为当妇科炎症发展到一定程度时，就会对女性的生殖系统造成严重的损害，从而引发不孕症。具体来说，妇科炎症导致不孕的途径主要有以下几个方面。

1. 输卵管堵塞：输卵管是连接卵巢和子宫的重要通道，如果炎症导致输卵管堵塞或粘连，就像河流被堵，鱼儿难游，爱的小船也难达彼岸，最终导致不孕。

2. 子宫内膜炎：想象一下，温暖的子宫"小屋"被不速之客打扰，炎症悄悄潜入，让孕育的"土壤"布满荆棘，就好像那肥沃的田野突遭虫害，让作物难长。

3. 子宫内膜息肉：在子宫里有时会悄悄藏着一个"小恶魔"，它不大，却调皮捣蛋，名叫子宫内膜息肉。这"小恶魔"就像宫腔里突然冒出的小蘑菇，不声不响地在子宫里占据了一席之地,这"小蘑菇"可以有一个或多个,让原本光滑的子宫内壁变得凹凸不平,还可能导致宫腔变形、缩小。想象一下,当爱情的种子——受精卵想要在这片土地上安家落户时,却突如其来被这"小恶魔"给"绊了个趔趄",难以稳稳扎根。

4. 宫腔粘连:宫腔粘连是指宫腔前后壁部分或全部互相粘连以致宫腔变窄或消失的现象,它可由子宫内膜炎或刮宫术等手术操作引起。想象一下,子宫内膜因为炎症或损伤,像被胶水粘在了一起一样,形成了一道道屏障,不仅让子宫失去了往日的活力,更让想要在这里安家落户的小生命——受精卵陷入困境。受精卵如同被困在迷宫中的小精灵,四处碰壁,却找不到出路,即使幸运地找到了一个缝隙,想要扎根生长,也可能因为营养不足或空间受限而夭折。

5. 卵细胞质量受损:卵巢,这生命的摇篮,一旦发炎,卵细胞这位未来的小生命使者,就变得脆弱,从而影响受孕的成功率。

积极"避雷",预防妇科炎症

1. 保持清洁,拒绝"脏乱差":清洁是预防妇科炎症的第一道防线。清洗外阴时应避免使用刺激性的洗护产品。同时,内裤也要勤换勤洗,最好选择棉质、透气性好的款式。此外,在公共场所,如游泳池、公共浴室等地方,切记注意个人卫生,避免交叉感染。

2. 避免过度清洁,防止"过犹不及":有些女性为了追求

"干净",会频繁使用洗液、护垫等产品,这反而会破坏阴道的自然环境,引发炎症。因此,女性朋友们要避免过度清洁,让阴道保持自然状态。

3. 合理饮食,调理"内在环境":饮食与健康息息相关。女性朋友们要保持饮食均衡,多吃新鲜蔬果、全谷类食物等富含纤维的食物,这有助于改善肠道环境,减少炎症的发生。

4. 科学避孕,避免"意外怀孕":还没有生育计划的女性朋友们,要科学避孕,避免意外怀孕带来的伤害。选择适合自己的避孕方式,如避孕套、避孕环等,并正确使用。同时,也要避免频繁进行人工流产手术等宫腔操作,以免对子宫造成损伤而引发不孕症。

5. 定期体检,及时发现"隐患":定期体检是预防妇科炎症和不孕症的重要手段。女性朋友们要定期进行妇科检查,包括白带常规、宫颈刮片、超声等检查项目。

6. 及时就医,科学治疗:一旦发现妇科炎症的症状,如白带异常、外阴瘙痒、下腹痛、月经不规律时,要及时就医咨询,通过专业的检查找出病因。只有明确了病因,才能有针对性地进行治疗。针对不同类型的妇科炎症,应选择合适的治疗方法和药物。例如,对于子宫内膜炎和宫腔粘连,可以采用抗生素、激素类药物或手术等方法进行治疗;对于子宫内膜息肉,则可以通过手术或药物进行切除或控制其生长,应该根据病因和患者病情选择合适的药物和治疗方法。同时,要注意避免过度使用抗生素等药物,以免破坏阴道内的菌群平衡。

7. 积极心态，战胜"病魔"：心态对于健康同样重要。女性朋友们要保持积极的心态，面对反复妇科炎症和不孕症时不要过于焦虑和恐惧。要相信医学的力量和自己身体的能力，积极配合医生进行治疗和调理。遵医嘱，坚持治疗，同时，也要关注自己的心理健康状况。

温馨小贴士

- 白带多、小腹痛、月经量多、月经量少、月经淋漓不尽、阴道间断出血、闭经等都是妇科炎症的症状，它们可能悄无声息地影响着女性的生殖健康，成为不孕症的隐形杀手。
- 我们要加强对这些病症的认识和了解，掌握正确的预防和治疗方法，共同守护女性的健康与幸福。只有这样我们才能真正地消灭不孕症背后的隐形"雷区"。
- 关爱自己，从关注妇科炎症开始。让我们一起努力，守护好生育的"后花园"，让爱的种子在健康的土壤中茁壮成长！共同迎接属于自己的美好未来。

（河南省开封市中心医院　陈　晨）

得过一次宫外孕，将来还会再得吗

受精卵宝宝总是找不到回家的路——宫外孕反复发生

今年 30 岁的张女士和她的丈夫一直很想要个宝宝，为此他们经历了很多，看到好朋友的孩子都会打酱油了，他们很是羡慕。

张女士人生中第一次怀孕是宫外孕，发生在将近 5 年前。当时张女士阴道流血流了十多天，她还觉得奇怪，平时月经一般五六天就结束了，而且会痛经，这次月经怎么持续了这么多天，量不多，也不痛，只是右下腹有点胀痛，但她也没太在意，依旧每天忙来忙去。直到有一天，她一直有排大便感，可是蹲在厕所里就是排不出来，下面还一直淋漓出血，一站起来就晕得看不到东西，当时张女士以为自己得病了，并没有往怀孕这方面想。不承想她第二天去医院检查后就直接被收住院做了急诊手术，术中发现左侧输卵管壶腹部妊娠。因张女士有生育要求，医生给她做了左侧输卵管切开取胚术，并对左侧输卵管进行缝合。医生说术中看到张女士右侧输卵管跟大网膜粘连，帮她分离了。

后来张女士一直觉得自己的右侧输卵管肯定堵死了，认为自己无法怀孕，所以吃了很多药治疗。没想到两年后自然怀孕了，当时她简直不敢相信，因为没有备孕，就将那个孩子流掉了。直到去年初，张女士再一次宫外孕，她要孩子的希望再一次破灭，因当时有内出血，医生给她做了左侧输卵管切除术。那次宫外孕跟第一次宫外孕症状一点都不一样，月经推迟了很多天，且一滴血没流过，当时她以为自然怀孕了，结果仍是宫外孕，张女士简直要崩溃了。

这不，过了一年多，这次张女士月经推迟了4天，她觉得不太对劲，后来流了一点血，她以为来月经了，可是第二天就没有血了，当时用测孕纸一测怀孕了，去医院查血HCG是四百多单位/升，孕酮值也不高，她心里想，完了，又宫外孕了。果不其然，过了两天去医院做盆腔彩超及化验检查，结果提示：右侧附件区有一混合回声包块；验血HCG还是四百多国际单位/升，并没有翻倍；孕酮还下降了。门诊医生诊断为异位妊娠。张女士如遭晴天霹雳。包块直径小于2厘米，HCG从一开始400国际单位/升出头，之后验了一次440国际单位/升，到住院时的470国际单位/升，一直都是四百多，符合保守治疗条件，医生决定这次对张女士行保守治疗。

寻找受精卵宝宝回家之路的拦路虎——反复宫外孕的原因

受精卵于子宫腔以外的位置着床被称为异位妊娠，习惯称其为宫外孕，是一种非正常怀孕。通俗来说就是，本应该在宫腔内发育的受精卵，却因为重重阻力，在到达"终点位置"之前就被拦下，在输卵管、卵巢、宫角等位置"筑巢"。因为输卵管管腔狭小，管壁薄，受精卵在此处"扎根"发育容易导致输卵管局部破裂，又因为此处有丰富的血管，输卵管一旦破裂会导致短时间内腹腔内大量出血，危及生命。

怀孕原本是一件幸福的事情，但张女士却接连遭遇了三次痛苦的经历，这是为什么呢？这个问题不仅困扰着张女士，也困扰着很多有类似经历的女性朋友们。

1. 宫外孕最主要的原因——输卵管炎。输卵管周围炎会导致输卵管扭曲、狭窄、蠕动减弱，输卵管黏膜炎会导致宫腔变窄、堵塞，这些情况都易导致受精卵中途受阻，从而在受阻处着床，出现输卵管妊娠。

2. 此外，输卵管功能异常、先天畸形，子宫内膜异位症，激素水平失调等也会导致输卵管妊娠的发生。

（1）输卵管功能异常包括输卵管痉挛、蠕动障碍等，这些都可能导致受精卵着床位置不正确，进而引发宫外孕。针对输卵管功能异常的治疗方法主要是通过手术修复受损的输卵管，例如腹腔镜下输卵管通液术、输卵管造口术等。

（2）输卵管先天畸形包括输卵管过长、过短、弯曲等情况，这些都会阻碍受精卵顺利到达子宫，从而导致宫外孕的发生。对于输卵管先天畸形，通常需要采用手术的方法进行矫正，如输卵管吻合术、输卵管插管疏通术等。

（3）子宫内膜异位症是指子宫内膜组织生长在子宫以外的位置，当异位的子宫内膜出现在输卵管时，会影响受精卵的运输和着床，从而导致宫外孕的发生。治疗子宫内膜异位症常使用非甾体抗炎药（如布洛芬缓释胶囊、塞来昔布胶囊等）缓解疼痛，以及醋酸甲羟孕酮片、炔诺酮片等激素类药物控制病情发展。

（4）激素水平失调可能干扰正常的输卵管运动和胚胎着床过程，增加宫外孕风险。激素调节可通过口服避孕药等方式改善，如左炔诺孕酮炔雌醇片、屈螺酮炔雌醇片等。

宫外孕发生后，如果没有积极治疗好输卵管炎症等问题，则很容易复发。黄女士再次在同侧输卵管出现宫外孕正是因为第一次手术后没有继续积极治疗输卵管炎症。而张女士接连三次宫外孕的原因是她曾有过输卵管手术史。

知己知彼方能百战百胜——了解宫外孕的典型症状及需要做哪些检查

怎样才能早期发现宫外孕，避免严重后果呢？首先要了解宫外孕患者都有哪些早期症状。

1. 停经：像正常怀孕的人一样出现停经症状，也有患者没有明显停经史。

2. 腹痛：可为一侧下腹部隐痛或酸胀感，也可为一侧下腹部撕裂样疼痛，常伴有恶心、呕吐，有肛门坠胀排便感，或伴有冷汗淋漓，都应及时到医院就诊检查。当然，腹痛出现的时期也是因情况而定。

3. 阴道出血：可出现不规则阴道出血，量少，淋漓不尽。少数患者出血量类似月经。

4. 晕厥与休克：由于腹腔内急性出血及剧烈腹痛，患者会出现晕厥，内出血越多、越快，症状越迅速、越严重，严重者可造成死亡。

那么，如何能在早期判断是否为宫外孕呢？

1. B超检查，是最有效的方法。虽然宫外孕患者在早期时症状并不明显，通过在孕早期阴道超声检查也难以看到孕囊的影像。但只要出现孕囊，那么就可以判断位置。如果是宫内孕，一般停经4周左右出现孕囊，5～6周就会出现比较明显的孕囊。所以，按时检查很重要，建议停经7～8周去医院做B超检查了解孕囊的位置。

2. HCG检测，可辅助判断。孕早期可以通过激素水平的测定间接判断是宫内孕还是宫外孕。临床上，当血 β-HCG ≥ 1800 单位/升时，通过阴道B超能够看到孕囊。如果没有看到宫内妊娠孕囊，则应高度怀疑宫外孕。

3. 孕酮检测，可辅助判断。发生宫外孕时，孕酮水平较低，孕酮水平超过 25 纳克/毫升时，基本可排除宫外孕的可能。但是，如果只通过孕酮检查，并不能作为排除宫外孕的依据。这个指标只是提供了一个间接判断的标准，还是要以 B 超为准。

张女士的三次遭遇令人惋惜和心疼。那么，如何避免宫外孕反复发生呢？

1. 遵医嘱按时随访，注意性生活卫生，积极治疗输卵管炎症等，养成良好的生活习惯，去除宫外孕的高危因素。

2. 根据输卵管检查结果，结合年龄、有无其他不孕因素等决定下一步的助孕办法。

3. 如果发现停经时间较久，可通过检验尿 HCG 和血 HCG 等办法确认是否怀孕，孕后监测血 HCG 的水平，适时复查盆腔 B 超检查胚囊的位置，排除宫外孕的可能。一旦发现再次宫外孕，应及早治疗。

4. 保持良好的心态，因为焦虑、紧张、急于求子等情绪可能会影响女性排卵、输卵管蠕动等。

总之，反复宫外孕可能会对患者的身体造成很大的伤害，所以，如果患者发现月经流血跟往常不一样，就可以买试纸测一下，看是否正常，尽早寻求医疗帮助，并根据医生的建议选择适合自己的治疗方案。

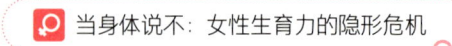

当身体说不：女性生育力的隐形危机

温馨小贴士

若有以下情况，请及时就医。

- 停经后阴道异常出血。
- 停经后出现肛门坠胀或剧烈腹痛。
- 停经后有晕厥感或休克。

（山西省中医院　翟红莉）

输卵管不通与不孕症

30岁的吴女士已经结婚3年了，夫妻关系和睦，但备孕3年仍未怀孕，多次寻医，超声检查均未见异常，且丈夫精液正常。医生了解到，吴女士曾患急性盆腔炎，经系统治疗后痊愈。于是给予其行子宫输卵管造影检查，发现吴女士双侧输卵管梗阻（右侧远端梗阻，左侧近端梗阻），予行宫腹腔镜联合手术疏通输卵管。手术后一个月再次造影提示双侧输卵管通畅，吴女士于术后第三个月在医生指导下怀孕了，夫妻俩脸上洋溢满幸福和感动。

由输卵管因素造成的不孕症占25%～35%，是导致女性不孕的常见原因之一。依据输卵管梗阻部位的不同分为近端梗阻、远端梗阻和全程梗阻。输卵管是女性生殖系统的重要组成部分，它连接着卵巢和子宫，负责将卵细胞从卵巢输送到子宫，同时也是精子和卵细胞相遇受精的地方。如果输卵管不通，精子和卵细胞就无法相遇，会出现受精困难，从而引发不孕。

如何知道输卵管通不通呢？

可以通过以下方式检查输卵管是否通畅，其中，子宫输卵管造影及子宫输卵管超声造影是目前较常用的检查方法。

1. 子宫输卵管造影：子宫输卵管造影是临床上常用于判断输卵管通畅性的检查方法，也是大家平时所提到的"X线造影"，不仅可以用来评价输卵管通畅程度，判断输卵管近端或远端阻塞情况，评估输卵管伞端粘连或输卵管周围粘连情况，分析输卵管走行，而且还可间接评估输卵管蠕动功能、拾卵功能及盆腔环境。子宫输卵管造影方便、经济，还对输卵管阻塞存在治疗作用，但是由于患者存在碘过敏和放射线暴露的风险，子宫输卵管造影在临床应用上受到一定的限制。

2. 子宫输卵管超声造影：子宫输卵管超声造影于1984年被首次报道，超声造影剂逐步发展，目前超声技术也发展到三维、四维。超声造影逐步成为评估输卵管通畅性的一线方法。因其图像清晰，能够监测造影剂在输卵管的流动过程及显影效果，明确输卵管堵塞具体部位及通畅程度；超声造影剂对黏膜无刺激，对卵巢功能无影响，患者过敏反应发生率低，无肺栓塞的风险，故安全性高，不良反应少见。造影2周后即可妊娠，且几乎无创伤，并具有疏通粘连的治疗作用。

3. 宫腔镜下输卵管插管通液：宫腔镜下输卵管插管通液可以确认或排除子宫输卵管造影所提示的输卵管近端梗阻。宫腔镜可直接观察到患者的宫腔情况，可在检查的同时给予治疗，合并有宫腔病变的患者可选择宫腔镜下插管通液评估输卵管通畅性。

4.腹腔镜下亚甲蓝通液：腹腔镜检查可作为其他检查手段发现可疑输卵管病变的确诊方法，对同时合并生殖系统病变需要腹腔镜手术处理者可直接选择腹腔镜下亚甲蓝通液术作为检查手段，但腹腔镜诊断也有3%左右的假阳性率，且有操作复杂、价格昂贵、需要住院等缺点，所以不作为首选。

5.输卵管镜检查：输卵管镜可了解输卵管内部的黏膜情况，可配合腹腔镜更全面地评估输卵管功能。有研究发现，输卵管镜检查对患者的生育结局有较好的预测，在输卵管病损程度的评估方面，腹腔镜及输卵管镜有很高的吻合度，但因为输卵管镜检查需要腹腔镜配合进行，对设备要求高，价格昂贵，且没有统一的评价标准，所以目前临床应用较少，循证医学证据不足。

对于输卵管不通，但有生育需求的患者该如何治疗呢？

1.双侧输卵管近端梗阻：对于输卵管近端梗阻患者，主要手术方式推荐宫腔镜输卵管插管疏通术。梗阻原因通常为黏液栓、不规则碎片阻塞及子宫输卵管口痉挛或输卵管完全闭塞（无法通过加压通液等方法进行疏通）。单纯输卵管近端梗阻插管疏通的复通率约为85%。宫腔镜输卵管插管治疗近端阻塞能有效提高妊娠率。若宫腔镜插管疏通失败，不排除输卵管中段或中远段梗阻，则需转为宫腹腔镜联合探查术。

2.双侧输卵管远端（壶腹部或伞端）梗阻或考虑有输卵管

积水：建议行宫腹腔镜联合手术。

（1）输卵管远端梗阻的手术治疗，包括盆腔粘连松解术、输卵管伞端造口术等。腹腔镜手术对合并盆腔粘连和输卵管远端梗阻的患者效果较好。宫腹腔镜联合手术时，腹腔镜对宫腔镜操作有监测作用，可减少或避免插管所致的输卵管穿孔、出血或子宫角肌壁间组织以及邻近器官的损伤，能直视观察输卵管充盈形态、膨胀及亚甲蓝液在伞端溢出情况，避免单纯宫腔镜下插管再通术的盲目性、危险性和通畅假象。在腹腔镜术中尽量应用冷刀锐性分离粘连，尽可能减少使用能量器械，降低再粘连风险。有文献报道，宫腹腔镜联合手术治疗壶腹部、伞端阻塞和输卵管积水，复通率达84.7%，可作为治疗输卵管远端梗阻的推荐方案。

（2）轻度输卵管积水者，推荐伞端成形或造口术；对于输卵管严重积水者，建议在手术前评估卵巢储备功能，也可行腹腔镜输卵管切除术，以提高体外受精胚胎移植的成功率。

3. 一侧输卵管梗阻或通而不畅的治疗：根据不孕时间长短及卵巢储备功能来决定，处理原则同双侧输卵管通畅的不明原因不孕症。

术后如何指导受孕？

1. 宫腔镜输卵管插管疏通术或宫腹腔镜联合疏通术患者，出院1周后门诊复诊，咨询病理结果，根据疾病诊断采取相应的治疗。应于手术当月严格避孕，并在下次月经干净3～7天后再次行子宫输卵管造影检查，插管疏通后输卵管再堵塞率为1.8%。复查双侧输卵管通畅者，则次月监测排卵试孕。

2. 若盆腔或子宫内膜合并结核，应规范接受抗结核治疗。

3. 若输卵管性不孕合并子宫内膜异位囊肿或盆腔子宫内膜异位症，要行内异症生育指数（EFI）评分及ASRM分期（子宫内膜异位症的临床分期方法），对于EFI评分≥5分、ASRM分期为Ⅰ~Ⅱ期的患者，术后可直接试孕或应用促性腺激素释放激素激动剂（GnRH-a）药物治疗3个月后试孕。有文献报道，应用GnRH-a药物治疗后，可明显提高妊娠率。对于EFI评分≤4分及ASRM分期为Ⅲ~Ⅳ期的患者，建议直接行体外受精胚胎移植（俗称试管婴儿）。

4. 插管疏通失败或输卵管复通后再次堵塞的患者，应选择体外受精胚胎移植术。对于年龄较大或同时存在男性不育因素的患者，体外受精胚胎移植术也是最佳的选择。

总的来说，输卵管不通是导致女性不孕的常见原因，但通过手术和辅助生殖技术，大多数女性有可能实现正常受孕。如果您有这方面的困扰，建议及时就医，寻求专业的医疗帮助。

温馨小贴士

- 约1/3的输卵管会在疏通术后半年内再次堵塞。若疏通后双侧输卵管通畅，监测排卵试孕半年仍未孕，可再次行子宫输卵管造影。

- 若双侧输卵管梗阻,可根据年龄及患者意愿决定下一步治疗,如再次行宫腔镜下输卵管疏通术或直接行体外受精胚胎移植。
- 推荐对输卵管性不孕患者完成宫腔镜输卵管插管疏通术后,次月再次行输卵管通畅性检查以评估输卵管通畅性,并指导监测排卵。
- 若输卵管插管疏通失败,应选择体外受精胚胎移植。

(海南现代妇女儿童医院　黄广翅)

婚后多久不怀孕需要就医

张女士今年 32 岁，与丈夫共同走过了五年的婚姻生活，然而他们一直未能如愿迎来家庭的新成员。看着身边的朋友和同事一个个拥有了可爱的孩子，张女士心中的渴望与焦虑逐渐加剧。她和丈夫感情和睦，性生活正常，却迟迟未能怀孕，夫妻俩决定到医院检查一下，并请医生帮忙解决这个问题。

夫妻俩来到医院，一见到医生，张女士就急切地询问："您好，医生，我们想看看为什么我们一直怀不上孩子，会不会是不孕不育？"

医生仔细地询问了他们试着怀孕的具体时长以及既往怀孕史。随后，医生问道："你们的性生活频率大约是一周几次？"张女士和丈夫略显尴尬地回答："一周 1～2 次。"

医生笑笑，接着说："通常情况下，没有生育过的夫妻，在没有已知不孕不育原因的情况下，经过一年以上的规律性生活，且未采取避孕措施，性生活频率 2～3 次/周，女性仍未怀孕时，应考虑就医，检查一下女性有没有不孕、男性有没有不育。对于年龄超过 35 岁的女性，这个时间可以缩短至半年或更短。您目前 32 岁，在五年内都没有成功受孕，确实需要认真对待了。我们来一点一点排查不孕不育的原因。"

当身体说不：女性生育力的隐形危机

张女士似乎还有些困惑，和丈夫相互对视一下，继续追问："我们问题到底出在哪里，我们是不是来医院晚了，到底在什么情况下应该去看医生呢？"

医生："如果诊断为不孕，夫妻双方都需要进行详细的相关检查，首先男方应该做一下精液常规检查，如果男方有青春期腮腺炎病史应加以关注。其次排查男方有无隐睾问题、有无高温环境工作史、既往有无性传播疾病史、有无全身性疾病、有无精索静脉曲张等，这些都有可能影响精子的质量。

"另外有几个关键问题需要引起注意：

首先，年龄因素。众所周知，女性的生育能力会随着年龄的增长而逐渐降低。特别是超过35岁的女性，生育能力下降更为显著。因此，如果夫妻双方年龄较大，尤其是女方超过32岁，并且尝试怀孕超过一年未果，建议尽快咨询医生。

其次，如果夫妻双方中任何一方存在已知的生育健康问题，应及时就医，比如，排卵异常。这类疾患一般表现在月经的改变，如月经周期的不规律，甚至停经现象，最典型的就是多囊卵巢综合征。"

张女士："等一下，我月经确实有问题，我从结婚后就开始发胖，体重比结婚前增加了30斤，从发胖开始月经也一直不是特别规律，有时三个月到半年才来一次。我一直认为这没啥，自己小姑娘时就这样，一直没看过医生，那我会不会是没有排卵造成的不孕呢？"

医生："咱们查查看，你以前做过手术吗？也有输卵管问题造成的不孕，如输卵管不通、积水等，这和手术史、盆腔炎症等有关系。"

张女士："哎，我以前做过一次阑尾切除手术，有没有输卵管不通的可能？"

医生："咱们一步一步来吧，可以做相关的检查排查一下。

"其余因素像不良的生活习惯，如吸烟、酗酒、熬夜等，以及不健康的饮食结构，都影响精子、卵细胞的质量，从而影响生育能力；另外，还有精神压力，长时间的精神压力可能会影响身体激素的平衡，进而影响生育能力。如果有以上情况，性生活正常而一直不怀孕应该及时来找医生。"

张女士听完，眉毛眼角都耷拉了下来，说："您说的好像我都有，工作节奏快，外卖吃得多，体力运动又少，没什么时间锻炼，精神压力也大，我们都中招了。这可咋整？"

张女士爱人赶紧安慰说："医生讲的应该都是常见因素，不可能都中招了吧。"

医生说："对的，不要想太多，咱们根据实际情况看是什么原因再说。那咱们开始检查吧。"

医生首先给张女士爱人开具了精液常规检查，对于男方来说，需要在精液检查前禁欲3～7天，以保证精液检查的准确性。在禁欲期间，男方应避免同房、手淫等刺激性行为。张女士爱人的检查时机符合要求，检查结果很快就出来了，结果显示正常。

这会儿张女士已经完成了问诊，完善了很多基础的检查，包括全身查体、宫颈防癌筛查、白带常规、子宫附件超声、抽血化验检查等。超声结果提示存在卵巢多囊样改变，其余没有特殊异常。医生根据张女士的月经周期不规律，动辄三个月来一次，体质指数为体重（千克）/身高的平方（米^2），结果为28千克/米^2（属于肥胖），查体可以看到张女士的脖子褶皱处皮肤明显偏黑，身上毛发较多，医生综合这些证据考虑张女士患有"多囊卵巢综合征"，但仍需要等血化验结果以进一步证实。

张女士拿着化验单再次来找医生，医生看完后，对张女士说："您的化验结果显示血脂高，说明血脂代谢不好，和肥胖有关系，抽血检查卵巢功能基础水平应在月经来潮的第2~4天查，您的月经已经两个多月没来了，但您的超声提示子宫内膜很薄，可以视为基础水平，现在看女性激素水平结果：促黄体生成素12.27毫单位/毫升，卵泡刺激素6.15毫单位/毫升，孕酮水平显示没有排卵，都符合多囊卵巢综合征的诊断。"

张女士听后非常紧张，连忙问："那该怎么办呢？我还能怀宝宝吗？"

医生连忙安慰她说："经过治疗后，一般情况可以自然受孕，如果确实不能怀孕，也可以通过人工辅助生殖的途径尝试受孕，就是试管婴儿。"

张女士这才放下心来，等待医生的治疗方案，原本以为会是一堆药物和一些服用说明，结果医生推荐她到营养科去咨询一种叫"生酮饮食"的医疗性饮食减重方法。

医生解释说："对于多囊卵巢综合征患者，体脂率的下降与生育力的提高呈现正相关性，意思就是说只要体重降下来，生育力就能提高，自然受孕有非常大的概率，当然生活方式的调整对男性也适用，健康的身体才能产生健康的精子。目前生酮饮食还是需要在医生的管控下才能进行，非医疗机构使用有风险。"

张女士对于只要按要求"吃吃喝喝"，不用吃药节食就能瘦，就能怀孕非常感兴趣，在医生的指导和监督下，开始了严格的饮食疗法。经过三个月的治疗，张女士体重下降了10千克，未使用药物月经就自然来潮了，张女士及家人非常开心，而且根据医生的检查，张女士恢复了自然排卵，所以医生建议张女士可以停止生酮饮食、恢复正常饮食了，也可以试孕了。

一年后，张女士一家迎来了家族的新成员——一名健康的小男孩儿。

温馨小贴士

- 像张女士这样的"幸运儿"并不在少数，如果夫妻长时间未能怀孕或存在已知的生育健康问题，应及时就医以寻求专业的帮助和建议。通过合理治疗和指导，许多夫妻能够成功实现生育梦想。
- 不孕患者何时需要就医取决于夫妻双方的具体情况。
- 在就医时，如果确实存在受孕障碍，医生会根据夫

当身体说不：女性生育力的隐形危机

妻双方的具体情况制定个性化的治疗方案。
- 对于年龄较大或生育能力较差的夫妻，医生可能会建议直接采用辅助生殖技术（也就是试管婴儿）来提高受孕机会。

（鄂尔多斯市第二人民医院　张　元）

不孕症患者需要做哪些检查

在一个阴雨绵绵的清晨，姗姗坐在马桶上，看到如期而至的月经，心情与外面的天气一样阴郁。她回到卧室，轻轻推醒沉睡中的丈夫，声音低沉地说道："亲爱的，又没成功，已经一年了，要不，咱们去医院检查一下吧？"

姗姗和丈夫一起来的生殖内分泌科门诊。医生耐心地询问了他们双方的病史以及备孕情况，在详细了解了他们的生活和健康状况后，对夫妻俩说："你们在没有采取任何避孕措施的情况下，规律性生活一年了，至今还没有迎来怀孕的消息。根据这些情况，目前可以诊断为'不孕症'。"

听到这个诊断，姗姗显得有些焦急，她急忙问道："啊？那我们该怎么办呢？难道我们自己就无法怀孕了吗？如果想要孩子，是不是必须做'试管'呢？"

医生微笑着回答："并不是说一旦诊断为不孕症，就必须依赖辅助生殖技术才能受孕。事实上，通过科学检查和规范治疗，大多数不孕症患者是有可能实现自然受孕的。每对夫妻不孕的原因是不同的，所以我们当下的首要任务就是找出'怀不上'的原因。"

医生继续解释道："一般来说，我们将不孕症的原因分为女性因素、男性因素以及原因不明这三大类。女性不孕的主要原因是排卵障碍和盆腔因素。所谓的排卵障碍是我们自身的内分泌系统紊乱或生殖器官异常引起的。这种情况会影响卵母细胞的生成、发育、排出、运送以及受精过程,使得我们无法成功怀孕。第二个常见原因是盆腔因素,如子宫内膜异位症、子宫肌瘤、盆腔炎等,这些会影响受精卵的着床以及胚胎的早期发育。

"至于男性原因的不孕,主要包括男性性功能障碍和(或)精液异常。精液异常包括无精症、少精症、弱精症、畸形精子症以及单纯性精浆异常等。这些问题都有可能影响男性的生育能力,导致无法成功使女性受孕。

"此外,大概有不到 1/3 的夫妻在经过不孕症常规诊断评估后,仍然无法确定不孕的具体病因。这种情况可能是免疫方面或遗传方面的因素导致的。"

姗姗的丈夫带着些许紧张和期待的语气问道:"医生,我今天来到这里,需要进行哪些检查项目呢?"

医生耐心地解释道:"对于初次来诊的男性患者,我们首先会进行精液分析,这个检查是为了评估精子的数量、活力和形态。通过这些指标,我们可以初步判断男性患者是否存在生育方面的障碍。为了确保检查结果的准确性,我们建议男性患者在留取精液样本之前,最好能够禁欲 3~7 天。这是因为精液很容易受到各种外部因素的影响,如温度、压力以及生活习惯等。因此,虽然精液分析的结果非常重要,但它并不是判断夫妻生育能力的唯一标准。这些参考值仅提供有关男性生育状况的指导性信息，帮助我们更好地了解情况，并制定相应的治疗方案。

"对于女方来说，需要进行的检查项目相对较多，主要包括对盆腔状态进行评估的妇科超声检查；涉及性激素、抗米勒管激素以及甲状腺激素水平的内分泌检查；还有对阴道分泌物的培养等。进行激素检查时，采血的时间需要严格控制在女性月经周期的第 2～5 天，而妇科超声检查则最好安排在月经干净后的一周内进行。此外，还需要你每天监测并记录基础体温，以了解排卵情况。"

姗姗听后，眉头微蹙，接着问道："医生，我在网上看到很多人提到需要做输卵管造影，还有人提到宫腔镜和腹腔镜检查，这些检查也是必须做的吗？"

医生解释道："子宫输卵管造影属于侵入性的检查方法，它并不是我们首选的检查项目。它通常适用于那些已经排除了男方不孕因素和女方卵巢功能低下及排卵障碍等问题，但暂时未能明确不孕症病因的情况。至于宫腔镜和腹腔镜检查，更不是常规的检查项目。在大多数情况下，这些检查是为了进一步明确我们在其他检查中发现的异常结果而进行的诊断性检查。"

姗姗听完医生的解释，心中稍微安定了一些，但她仍有些忐忑："那接下来，我们应该怎么办呢？这些检查听起来挺复杂的。"

医生微笑着安慰道："别担心，我们一步步来。首先，你们需要完成这些必要的检查,这样我们才能更好地了解你们的情况。同时,我也希望你们能保持良好的心态。不孕症的治疗过程可能会有些漫长和艰难,但只要我们共同努力,积极面对,相信最终会有好的结果。记住,情绪和压力也会影响生育能力,所以保持轻松和乐观的心态非常重要。"

丈夫紧握姗姗的手,坚定地说:"医生,我们一定会按照您的建议去做,也会保持好心态。"

在接下来的日子里,姗姗和丈夫按照张医生的安排完成了各项检查。虽然过程中有些辛苦和不便,但他们始终保持着积极的心态,相互扶持,共同面对。每当遇到困难或疑惑时,他们都会及时与医生沟通,寻求专业的指导和帮助。

经过一段时间的等待和检查,医生终于给出了诊断结果。原来,姗姗激素水平检查提示她的卵巢储备功能下降,而丈夫的精液质量也略有下降。针对这些情况,医生为他们制定了一套个性化的治疗方案,包括药物治疗、生活方式调整以及心理支持等。

在治疗过程中,姗姗和丈夫严格按照张医生的指导进行,他们开始更加注重饮食健康、适量运动以及保持充足的睡眠。同时,他们也学会了如何更好地沟通和支持对方,共同面对生活中的各种挑战。

几个月后,姗姗终于怀上了宝宝。

不孕症检查是帮助夫妻解决不孕不育问题的重要环节,通过一系列科学的检测手段,医生可以准确地诊断出不孕的原因,从而为夫妻双方提供针对性的治疗方案。在这个过程中，医患之间的良好沟通显得尤为重要，因为只有充分了解患者的具体情况和需求，医生才能更准确地进行诊断和治疗，确保检查结果的准确性和治疗效果的最大化。

此外，夫妻双方健康的生活方式和良好的心理状态也是提高治疗效果的关键因素。保持规律的作息时间，均衡饮食，适量运动，戒烟、戒酒等健康的生活习惯，可以为生育创造良好的身体条件。同时，保持积极乐观的心态，减少心理压力，避免过度焦虑和紧张，也有助于提高受孕的成功率。

我们期待在不远的未来，随着医学技术的不断进步和人们对不孕不育问题认识的提高，更多不孕不育的夫妻能够通过科学的检查和治疗手段，克服生育难题，实现他们的生育梦想。无论是通过药物治疗、手术治疗还是辅助生殖技术，夫妻双方都能在专业医生的指导下，找到最适合自己的解决方案，迎接新生命的到来。

温馨小贴士

- 不孕不育需要夫妻双方同时就诊，完成相关化验检查。
- 保持良好的生活习惯，避免熬夜、吸烟和酗酒；保持心情愉快，避免过度紧张和焦虑有助于提高生育力。

（北京市朝阳区妇幼保健院　聂晓瑞）

"宝贝计划"——试管婴儿技术什么时候上阵

小王夫妻来到医院焦急地对医生说:"医生,我们尝试好几年了,就是怀不上,我们是不是应该试试那个……试管呀?"

医生:"试管?不是不可以做,但是,首先,我们需要确定问题出在哪里。"

小王夫妻好奇地问:"那我们该怎么做?"

医生:"首先,你们的性生活是否正常,也就是2～3次/周。其次,要看丈夫的精液是否正常。另外,还要看卵巢是否处于'工作状态'(卵巢功能评估),然后才能决定是否需要试管婴儿技术。"

小王夫妻(松了口气):"好的,我们愿意尝试任何方法。"

医生(鼓励地说):"很好,保持乐观,有时候最好的治疗方法就是放松和享受生活。

"接下来让我们来谈谈具体的'规则'和'操作指南'吧。

"首先,我们需要明确的是,怀孕困难可能由多种原因造成的,包括男性的生育问题、女性的生殖系统疾病、激素水平失调等。在寻求试管婴儿技术之前,进行详细的诊断和评估是非常必要的。通过一系列的检查，医生可以确定不孕的原因，并据此制定个性化的治疗方案。

"在某些情况下，直接选择试管婴儿技术可能是可行的。例如，输卵管阻塞，严重的男性不育，卵巢功能衰竭等，试管婴儿技术可以作为一种有效的解决方案。通过体外受精和胚胎移植的方式，提高妊娠的成功率。

"然而，值得注意的是，试管婴儿技术并非万能的解决方案，它也有一定的风险和限制。"

什么是试管婴儿？

试管婴儿技术主要分为三种形式（俗称三代），每一代都有其特定的优缺点。

1. 第一代试管婴儿（IVF，体外受精），优点：适用人群广泛，几乎所有不孕不育患者都可选择。技术主要是体外自然受精，人工干预少，出生的孩子自身患有疾病的可能性较低。缺点：成功率相对较低，国内成功率为30%～40%。对精子和卵子的质量要求较高，如果质量不好，失败率也会增加。

2. 第二代试管婴儿（ICSI，卵细胞浆内单精子注射），优点：解决了男性精子异常问题，如少精、弱精、无精、精子畸形等。受精概率较大，成功率较高（40%～50%）。缺点：违背自然受精法则，可能存在较大的遗传风险。

3. 第三代试管婴儿（PGD/PGS，胚胎植入前遗传学筛查），优点：能预防遗传病，选择健康胚胎进行移植。提升了成功率，大约在65%。实现了优生优育的目的。缺点：技术要求高，费用较高。需要在胚胎发育到一定阶段后才能进行移植，可能会出现无健康胚胎可供移植的情况。

什么样的患者适合做试管婴儿？

适用人群：第一代试管婴儿主要适用于女性原因的不孕，如输卵管因素不孕、多囊卵巢综合征、子宫内膜异位症等。第二代试管婴儿适用于男性精子异常或精卵结合障碍的情况。第三代试管婴儿适用于有遗传疾病风险的夫妇或高龄孕妇。不同代试管婴儿技术的费用不同，第三代技术通常费用较高。在考虑使用试管婴儿技术时，建议咨询专业的生殖医学专家，根据个人情况选择最合适的方案。

此外，对于那些希望尝试自然妊娠的夫妇来说，改善生活方式、调整饮食和进行适当的治疗也是非常重要的。一些生育问题可能由不良的生活习惯或环境因素导致，因此，改善生活方式可以有助于提高妊娠的概率。同时，一些生育问题可能通过药物治疗或手术得到改善。

最后，需要强调的是，面对怀孕困扰时，我们需要保持冷静和理智，是否可以直接选择试管婴儿技术需要根据具体情况而定。不要急于求成，也不要轻易放弃。在寻求试管婴儿技术之前，可以尝试其他治疗方法，并在医生的指导下进行个性化的治疗。同时，我们也要保持良好的心态和信心，相信科学的力量能够帮助我们实现生育的梦想。

> **温馨小贴士**

- 不孕症评估：如果一对夫妇在没有避孕的情况下，规律性生活一年以上（35岁以下女性）或六个月以上（35岁以上女性）未能怀孕，建议进行专业的（生殖专科医生）不孕症评估，制订治疗计划。
- 生活方式：保持健康的生活方式，如适度运动、均衡饮食、避免吸烟和过量饮酒，这些都有助于提高生育能力。
- 排卵期检测：了解女性的排卵周期，可以提高受孕机会。可以使用排卵试纸、测量基础体温或通过手机应用软件来预测排卵时间。
- 心理准备：不孕症治疗可能会伴随情绪波动，建议寻求心理咨询或加入支持团体，以便在心理上得到支持。
- 保持希望：每对夫妇的情况都是不同的，在困难面前，要保持积极心态，抱有希望，有时候成功也需要时间和耐心。

请记住！专业的医疗建议对于制订最佳的治疗计划至关重要。

（杭州市妇产科医院　宋小红）

当身体说不：女性生育力的隐形危机

先天性无阴道女性还能生孩子吗

天生隐疾非所愿，及时就医莫等待

14岁的玲玲已经是一名中学生了。一天，正上体育课的时候，玲玲突然感觉下腹隐隐作痛，自以为是吃坏肚子了，心想忍忍也就过去了，这种症状断断续续持续了两天，疼痛也越来越轻了，玲玲就把这件事情抛诸脑后了。

之后，玲玲的腹痛却越来越频繁，疼痛也越来越剧烈，甚至到了无法忍受的地步，于是她告诉了妈妈。妈妈听后，心中充满了担忧，认为是阑尾炎，赶紧带着她去了医院外科就诊，医生给玲玲开了超声检查，结果却显示"宫腔积血"。医生问道："什么时候来的第一次月经啊？"妈妈疑惑地说："她还没有来月经呢！"医生建议她们赶紧去妇科看看。

来到了妇科，医生了解完病史，看过B超报告后让玲玲先做一下妇科检查。检查后，医生说："玲玲没有阴道，就是所谓的'石女'。"石女？妈妈知道这不是个好词，瞬间崩溃，后悔没有早点带女儿来医院检查，玲玲也流下了恐惧的泪水。医生见状，连忙安慰道："别急，先别急，听我慢慢解释。"

世间罕见此病症，医者仁心解困惑

先天性无阴道属于生殖道先天性畸形，患有此病的女性外表跟正常女性并没有区别，国际统一通用名称为"MRKH综合征"（米勒管发育不全综合征）。

在胚胎发育早期，女性生殖器官的形成受到多种因素的影响，先天性无阴道的形成，主要受以下因素影响：首先，遗传因素，影响女性生殖器官的正常发育；其次，环境因素，孕期女性在怀孕期间接触到某些有害物质，如化学污染物、放射性物质等，或者感染了某些病毒，如巨细胞病毒、风疹病毒等，也可能增加胎儿生殖器官发育异常的风险；最后，孕期女性在孕期的营养状况、内分泌失调等，也会导致生殖器官的分化和发育出现异常。

从医学角度来看，先天性无阴道主要分为真性和假性两种类型。真性先天性无阴道一般是先天性的阴道缺失，也就是说，这些女性从胚胎发育时就没有形成阴道、子宫，这种情况较为罕见，但对这类人群的生理和心理都会产生极大的影响。假性先天性无阴道相对较为常见，通常是指阴道闭锁、处女膜闭锁或阴道横隔等情况，也就是说，这部分女性的阴道或处女膜的结构虽然存在异常，但是子宫和卵巢的发育可能是正常的。

先天性无阴道患者的主要症状有以下几点。

1. 没有月经来潮：真性先天性无阴道患者，没有正常发育的子宫，所以是不会正常来月经的。而大部分假性先天性无阴道患者的子宫和卵巢的发育是正常的，可以正常来月经，但因为阴道或处女膜闭锁，月经血不能从阴道正常排出，所以可能导致子宫中积聚了大量月经血。很多人是因为没来月经才发现此类疾病的。

2. 不能正常进行性生活：真假先天性无阴道患者都是无法正常进行夫妻生活的，所以有些人是在初次性生活时才会发现。

3. 周期性下腹痛：当先天性无阴道女性有一个发育正常的子宫时，到了青春期后，就会产生月经，但因处女膜闭锁等，月经血不能正常排出，就会表现出周期性下腹部疼痛。

4. 不孕：因为无法正常进行性生活，所以在没有治疗前无法生育。

因此，当出现上述情况时，要高度警惕，及时就医诊治，医生可通过以下方法来诊断。

1. 妇科检查：主要是外生殖器的检查，通过观察外阴、处女膜的形态、阴道的通畅情况等，可以初步判断是否存在先天性无阴道的情况。

2. 超声检查：可以观察子宫、卵巢的形态和结构，确定是否存在先天性无子宫、子宫发育不良及卵巢发育异常等。

3. 磁共振成像（MRI）：对于复杂的生殖器官畸形，MRI可以提供更详细和准确的图像，帮助医生明确诊断。

对于真性先天性无阴道患者，还需要进行染色体检查，以排除染色体异常导致的生殖器官发育异常。

先天性无阴道并非不能治疗，只要早期发现并及时治疗，很多先天性无阴道女性也可以像正常女性一样生活。

先天性无阴道的治疗方法主要有以下两种。

1.处女膜闭锁：一般只需手术切开闭锁的处女膜，使月经血能够正常排出即可。术后通常能够恢复正常的月经和性生活。

2.阴道闭锁和阴道横隔：主要是手术矫治，手术的目的是重建正常的阴道结构，使性生活和生育得以恢复。

（山东颐养健康集团莱芜中心医院　高红霞）

第三篇

其他生育相关
问题篇

当身体说不：女性生育力的隐形危机

服用避孕药对生育有影响吗

故事一

小美和丈夫小王结婚后，由于两人事业都处于上升期，暂时不想要孩子，小美便开始长期使用短效口服避孕药。几年后，事业稳定的他们决定要个宝宝。小美停止服用避孕药后，一开始有些担心避孕药会对自己的生育能力产生不良影响，然而，经过一段时间的备孕，小美顺利地怀上了宝宝。在孕期的各项检查中，宝宝也都非常健康。小美这才放下心来，她意识到口服避孕药在正确使用并且停药后，并没有对自己的生育造成不可逆转的负面影响。宝宝出生后，小美和小王看着这个可爱的小生命，心中充满了幸福。他们也常常感慨，当初对口服避孕药的担忧是多余的，只要科学合理地使用和停药，口服避孕药并不会成为生育路上的阻碍。

故事二

在繁华都市的一角，有一对年轻的情侣，小丽和阿强，他们还没准备好迎接新生命的到来。一次未采取避孕措施的性生活后，小丽不得不选择服用紧急避孕药。在那之后的日子里，小丽时常陷入担忧之中，担心服用的紧急避孕药会对自己未来的生育能力产生影响。她开始疯狂地在网上搜索各种信息，越看心里越发慌。阿强察觉到了小丽的不安，他紧紧地握住小丽的手说："别太担心，我们去问问医生，一定会没事的。"于是，他们鼓起勇气来到了医院。医生耐心地解释道："偶尔服用一次紧急避孕药，一般不会对生育造成影响；但如果频繁服用，可能会引起月经紊乱等问题，在一定程度上可能会对生育产生不良影响。不过，只要及时调整，身体也有恢复的可能。"小丽和阿强听了医生的话，心中的大石头稍稍落下。他们决定在未来更加谨慎地对待避孕问题，同时也对未来的生活充满了期待，相信当他们真正做好准备迎接新生命的时候，一切都会是美好的。

总结

其实无论是紧急避孕药，还是短效口服避孕药，避孕的作用机理都主要是抑制排卵。紧急避孕药主要是推迟排卵，不能长时间抑制排卵，服药 3 天后药物代谢，卵泡会继续发育并排出；短效口服避孕药是每天服用，抑制了服药周期卵泡的生长，但一般服用者在停药的第 1 个月经周期就可以恢复排卵，因此这两种药的抑制排卵都是可逆的。避孕药不会影响卵巢功能，卵巢排卵恢复，生育能力就会恢复。与未避孕者相比，使用短效口服避孕药者停药后妊娠率无显著差异，长期应用对妊娠率也无不良影响；且短效口服避孕药本身无致畸作用，一般不增

> 当身体说不：女性生育力的隐形危机

加胎儿先天性畸形的风险，不会引起胎儿出生缺陷。

连续服药 6 个月的女性，一般停药后第 1 个月经周期卵巢就恢复排卵；连续服药 1 年以上者，一般停药 1～2 个月恢复排卵；连续服药时间更长者，大多数在 3 个月内恢复排卵。有排卵就有怀孕的可能，所以短效口服避孕药在合理使用的情况下，一般不会对生育产生长期的不良影响，但在备孕时最好提前咨询医生，做好充分的准备。

口服避孕药不仅具有可靠的避孕效果，还可减少非意愿妊娠（宫内或异位妊娠）的发生率，从而减少了因流产导致的各种并发症及对生育的影响。多项研究也证明，服用口服避孕药导致体重增加的可能性不大，若在服药期间体重增加，可能是口服避孕药中的雌孕激素提高食欲，使食物摄入量增加所致，所以在服药期间，管住嘴、迈开腿就不会长胖啦！

温馨小贴士

若您出现月经紊乱、经前期综合征、痛经、痤疮、多毛等症状，且您的年龄在 40 岁以下，可在专业医生的指导下服用短效口服避孕药哦！

（甘肃省庆阳市人民医院　张　菁）

怀孕早期出血还可以继续妊娠吗

在一个寒冷的夜晚，晓晓和婆婆急急忙忙走进妇产科急诊，神情慌慌张张，"医生，快来看看我儿媳，她怀孕两个月了，现在流血了，孩子还能不能保住？"婆婆的人未见，声音倒先传进急诊室。

医生先安抚了婆媳俩的紧张情绪后，初步检查了一下晓晓的一般情况，流血不多，没有腹痛，问道："晓晓，你平时月经按不按时来？你最后一次来月经是什么时候？什么时候知道怀孕的？"

婆婆抢话道："她两个月没有来月事了，以前都很准时，肯定是怀孕了，医生你就给她听听肚子，看看宝宝心跳还在不在？"

晓晓显得有点不安，她说道："医生，我以前月经都是准时一个月来一次，这次是两个月前来的最后一次月经，半个月前自己用试纸验到两条红杠，婆婆说怀孕了，在家安心养着就行，从来没有做过其他检查，今晚突然出血了，我比较紧张，也没有经验，您看还需要做些什么检查？我的孩子还能保住吗？"

医生耐心而坚定地解释："怀孕早期出血的原因是多种多样

的，原因不同，是否可以继续妊娠的结局自然不同。你先做个盆腔超声检查吧，顺便查一下血HCG、孕酮的情况。你先不用那么紧张，看看结果怎么样再具体分析。"

约1个小时后，婆媳俩拿着检查结果回到了诊室，神情更加紧张了。"医生，快看看，报告怎么说的？我们看着写了个附件包块，子宫里也没见宝宝呀，这要不要紧啊？"婆婆又担心地问道。

"超声提示子宫内膜厚12毫米，左侧附件区见一个4厘米×3厘米包块，内见卵黄囊，见胎心搏动；HCG为2万国际单位/升，结合晓晓停经2个月，今夜出现少许阴道流血的情况，考虑晓晓这次怀孕是宫外孕。不能继续妊娠，需要住院进一步治疗。"医生解释道。

"医生，你再看清楚一点，我儿媳只是怀孕出了一点点血，孩子真的不能保住吗？"婆婆又问道。

医生又耐心地解释："怀孕早期出血，有很多可能的情况，比如：①先兆流产，怀孕28周前出现的少量阴道流血，常为暗红色或血性白带，并可出现阵发性下腹痛或腰背痛，经休息和保胎治疗后症状可消失，大部分胚胎可以存活，可继续妊娠至足月，这是最常见到的情况。②异位妊娠，受精卵在子宫腔以外着床发育的异常妊娠过程，俗称"宫外孕"，这是最凶险的妊娠早期出血原因。由于受精卵未种植在宫腔内，宫腔内膜蜕膜化，异位生长的胚胎常常发育不良，激素的波动促使蜕膜自宫壁剥脱而出现阴道出血，量少，一般不超过月经量，与宫内妊娠先兆流产类似。异位妊娠一旦发生破裂,就会引起患者腹腔内急性出血和剧烈腹痛,患者往往会发生晕厥,甚至失血性休克,阴道出血量和病情严重程度可不成正比。宫外孕的胚胎是不可以继续妊娠的,需根据情况采取药物保守治疗或是手术治疗。您的儿媳现在就是考虑这种异位妊娠的情况,宝宝没住在正确的地方,是不能继续妊娠的。一旦宫外孕包块破裂,腹腔内出血,就会威胁晓晓的生命安全。③宫颈息肉等会引起怀孕早期的出血,但这种出血处理好了几乎不影响宫内宝宝的生长。④更少见的情况就是,葡萄胎也会出血,葡萄胎属于妊娠滋养细胞疾病,一旦确诊需及时清宫终止妊娠。晓晓,你这种情况有宫外孕包块破裂的风险,应该住院手术治疗。"

晓晓接了话:"医生,你说得很详细,我们意识到问题的严重性了,该怎么治疗就怎么治疗吧。"婆婆也明白了,陪着晓晓到住院部住院。第二天就进行了腹腔镜手术治疗,术后4天就出院了,晓晓恢复得很好。

晓晓的故事,在妇产科诊室里时常上演。在停经后出现阴道出血,需注意尽早评估是否为宫内妊娠,警惕宫外孕急症的发生!发生孕早期出血时,要及早前往医院就诊,合适的阴道检查不仅能够鉴别先兆流产、异位妊娠、宫颈因素引起的出血等,还能够帮助医生判断出血量,视情况决定能否继续妊娠,不必惊慌,也不可懈怠。

晓晓是幸运的,及时就诊,遵嘱治疗,没有对身体健康造

当身体说不：女性生育力的隐形危机

成严重的影响。也希望广大读者朋友了解相关健康知识，做自己健康的守护者。

> **温馨小贴士**
>
> 怀孕早期若有以下情况，请及时就医。
> 腹痛、阴道流血。
> 突发的肛门坠胀感、呕吐、头晕、乏力等。

（钦州市妇幼保健院　陆东梅）

可爱的胖姑娘会有哪些妇科方面的烦恼

茜茜是一个活泼可爱的胖姑娘,也收获了爱情和婚姻,婚后丈夫的宠爱让茜茜感觉很幸福!这天早晨她很失望地坐在沙发上,丈夫关切地询问她怎么了,她难过地说自己3个多月没有来月经了,但是测了好多次都显示没有怀宝宝,到底是怎么回事?两人赶紧前往医院,想检查一下身体。

医生详细询问病史,开了检查单,茜茜和丈夫拿着检查结果忐忑地走进诊室,医生看了之后,笑笑说:"是因为你的体重太重了。"茜茜和丈夫很奇怪,胖了也会导致不来月经吗?茜茜接着问:"那体重多少才算正常呢?"

医生说:"我们判断'胖'与'不胖'是有标准的,世界卫生组织(WHO)根据体质指数(BMI)来定义肥胖,BMI=体重(千克)/身高(米^2),中国参考标准BMI在 18.5～23.9 千克/米^2 为正常体重,BMI 在 24～27.9 千克/米^2 是超重,BMI≥28 千克/米^2 是肥胖。"

茜茜的丈夫马上计算出来她的 BMI=30.1 千克/米^2,已经达到肥胖的标准。他不解地问:"胖就不来月经也不能怀孕吗?"

医生解释道:"肥胖是引起多囊卵巢综合征的一个很主要因素,会导致激素水平和代谢的改变,出现血糖升高,胰岛素抵抗,血中胰岛素水平升高,继而出现雄激素升高,导致卵巢里的卵泡发育不良,不能排卵,就不能正常来月经,更不能怀孕了;而且还会出现皮肤粗糙、痤疮、颈部皮肤黑褐色条纹。"茜茜委屈地说丈夫给自己买了最贵的护肤品和化妆品,就是为了改变黑脖子,原来都是肥胖惹的祸。

医生严肃地告诉茜茜,想要漂亮、月经正常和怀孕,首先要减重!茜茜觉得减重太辛苦了,丈夫一边哄着茜茜,一边问医生:"如果接受不来月经,我们也不要孩子了,就不用减重了吧?"但是医生接下来的话让茜茜和丈夫惊掉下巴!

医生说:"肥胖是子宫内膜增生、子宫内膜癌的高危因素,BMI > 29 千克/米^2 的女性,比 BMI < 23 千克/米^2 的女性患子宫内膜癌的风险大 3 倍。肥胖导致体内激素水平紊乱,尤其是雌激素水平紊乱,这是诱发子宫内膜癌的主要原因,而肥胖女性脂肪细胞中雌激素储存量增多,同时,肥胖女性因为雄激素高,卵巢不能正常工作,也就不排卵;且因为没有孕激素对抗雌激素,那么雌激素就肆无忌惮,可能会出现子宫内膜增生、子宫内膜癌等情况。"听到这儿,茜茜已经一身冷汗了。

医生接着说:"除此之外,肥胖也是乳腺癌发生的一个高危因素,大约有 40% 的乳腺癌患者是体重超标的女性,而且经研究发现,BMI 不断上升的时候,乳腺癌的发生率也会相应地增加。乳腺癌的发生、发展与雌激素有关,肥胖女性体内过多的脂肪细胞会释放出更多雌激素，对乳腺组织产生影响，从而增加患乳腺癌的风险，并且肥胖女性患有乳腺癌后，可能复发率和死亡率更高。"

听到这儿，茜茜和丈夫很害怕，茜茜决定为了健康，一定要把体重减到正常！她信誓旦旦地说："从今天开始我每天就吃一顿饭。"丈夫也附和着要承担监督工作。

医生郑重地跟茜茜说："减重不能光靠节食，要科学减重。

"第一，保证充足睡眠：避免熬夜，养成良好的作息习惯。

"第二，养成良好的饮食习惯：一日三餐，按时按量，避免暴饮暴食。

"第三，健康均衡饮食：尽量避免食用高热量食物，提倡低盐、低脂、低糖的清淡饮食。多摄入新鲜蔬菜、适量水果和优质蛋白，主食使用部分粗粮代替。

"第四，坚持适量运动：运动能够提高基础代谢率，如游泳、慢跑、瑜伽、爬山、球类运动、快步走等都有助于控制体重。

"第五，关注心理变化，必要时寻求医生帮助，进行心理疏导，或进行药物、手术减重。"

医生接着说："减重期间可以使用孕激素保护子宫内膜，确保定期来月经。当体重下降到一定水平或恢复到正常后，代谢和激素的水平也能得到改善，卵巢排卵，月经正常，就可以怀宝宝了，而且患上各种妇科疾病的概率也会大大降低，当然，还有最重要的就是定期体检。"

> 当身体说不：女性生育力的隐形危机

　　茜茜和丈夫欣然接受了医生的治疗方案。茜茜保证3个月一定让大家看到自己的改变！

温馨小贴士

- 月经是女性内分泌的一个信号，建议女性朋友记录月经日记，如果出现周期、经期或经量的改变要及时就诊。
- 养成健康的生活方式，均衡营养、适宜运动、充足睡眠、保持心情愉悦等有助于保持健康体重。

（山西省妇幼保健院　王海青）

女性手淫会影响生育力吗

28岁的张女士结婚7年了，想生个孩子，一直未能怀孕，来医院看病。

医生问张女士："结婚这么多年，你俩的性生活怎么样？"

张女士回答："他在外地工作，见面少，性生活很少，前3年也没想要孩子的事，就没重视这个事，现在都结婚7年了，还没怀上，所以来找医生看看。"

医生继续询问病史了解到，张女士3年前有一次在电视剧的亲密画面刺激下有了性欲，丈夫不在身边，自己用手抚摸阴蒂、插入阴道，达到了小高潮，性欲得到释放，全身觉得舒畅，从那之后张女士每当有性欲的时候就采取用手抚摸阴蒂及插入阴道的方式得到宣泄，慢慢地降低了对丈夫的盼望，夫妻感情也逐渐下降。

张女士有时想到自己用手插入阴道是丢人的，有种不道德感，慢慢就有了思想压力，睡不好觉，浑身没劲，时常感冒、发烧，有时来月经肚子疼，经血断断续续不干净，吃点消炎药疼得就轻点。

一年前张女士出现了小便疼痛、次数多，之后白带多、色黄、有异味，时常感到下腹部坠、胀、痛，多次口服抗炎药物治疗。

半年前丈夫辞掉外地工作回到了家乡，夫妻过上了正常的性生活。

夫妻俩想要个孩子，但到现在还没有怀上。

了解病史后，医生给张女士做了妇科检查、超声检查、阴道分泌物及血的各种检查，同时给她丈夫做了精液检查。查看结果后医生告知张女士患有生殖系统炎症，不排除过度手淫的原因。医生向张女士解释："手淫是自己用手或振动棒、人造阴茎刺激乳头、阴蒂、阴道，达到性快感、性满足的一种方式。女性手淫是由于夫妻两地分居长期没有性生活或者感情不好、生活寂寞或对性好奇的一种现象。适度的手淫可以获得性满足，对身体没有什么坏处，不直接导致不孕或影响女性的生育力。"

医生继续对张女士解释："女性生育力是指女性能够产生卵细胞、受精正常并孕育胎儿的能力。"

影响女性生育力的因素有以下几点

1. 年龄：随年龄增长生育力逐渐下降，35岁后更明显，这种下降是不可逆转的。

2. 卵巢储备：卵巢储备功能下降导致生育力下降。

3. 生殖系统疾病：如多囊卵巢综合征、子宫腺肌病、卵巢子宫内膜异位囊肿（巧克力囊肿）、子宫肌瘤、子宫内膜炎、输卵管炎等都会影响生育力。

4. 内分泌因素：内分泌失调影响生育力。

5.生活方式：吸烟、饮酒等不良生活方式可能影响生育力。

6.环境因素：暴露于某些环境污染物和有害物质可能影响生育力。

7.心理压力：心理压力，如抑郁、焦虑等可能影响生育力。

8.体重问题：体重过低可能导致闭经，体重过高可能导致内分泌失调，都会影响生育力。

9.遗传因素。

10.恶性疾病化疗和放疗可能降低生育力。

女性手淫是如何导致生育力下降的？

1.过度手淫导致身体患病，造成思想负担重，夫妻性生活不和谐，甚至性冷淡，导致生育力下降。

2.尿道感染。有的女性在手淫过程中将尿道误认为阴道，容易发生泌尿系统感染及阴道炎、宫颈炎、子宫内膜炎和输卵管炎，严重者可能导致生育力的下降。

3.长期过度手淫会造成女性精神不好、失眠、记忆力下降、抵抗力下降等，从而导致生育力下降。

4.过度手淫导致女性对性生活的敏感度下降，甚至对性伴侣产生厌恶的感觉，夫妻冷淡，可能影响内分泌，导致生育力下降。

如何治疗过度手淫导致的生育力下降？

1.有性需求的时候及时和丈夫沟通，加强感情交流，促进

> 当身体说不：女性生育力的隐形危机

夫妻性生活和谐。

2. 健康饮食，少吃刺激性食物，不穿过紧内裤，戒烟、戒酒，注意劳逸结合，加强体育锻炼，早睡早起，养成良好的作息习惯。

3. 要正确对待手淫，尽量减少次数，转移注意力，多学习科学的性知识，不接触产生性刺激的图片和声音，以预防为主。

4. 有毅力戒掉手淫，出现身体不适时及时就医，采取中西医结合治疗效果较好。

最后，医生对张女士行宫腔镜检查，并取了子宫内膜进行病理检查，证实为子宫内膜炎。

张女士听从医生的建议，采用中西医结合的方式治疗后很快怀孕了。夫妻俩的喜悦之情溢于言表。

温馨小贴士

偶尔手淫不会影响生育力，过度手淫对生育力是会有影响的。

有生育需求的女性建议减少手淫次数。

（河北省清河县中医院　陈　琛）

筑牢防线，科学预防意外怀孕

识破避孕认知误区，解锁安全套的正确打开方式

小雅，一名年仅 23 岁的优秀大学生，一直以来都是同学和老师眼中的佼佼者，出国深造一直是她的梦想。然而，就在踏上追梦之旅的前夕，突如其来的意外怀孕打乱了她的生活。更为严重的是，在医院就诊中，小雅被确诊为恶性葡萄胎，需要进行化疗。这次意外怀孕不仅对小雅的身体健康构成了威胁，更是给她及其家人带来了巨大的心理压力。

针对这次意外怀孕，让小雅和其男友感到困惑的是："自己明明在安全期，也采用了避孕套进行避孕，这样双重保险，为何还会意外怀孕？"面对这样的疑惑，医生告诉小雅："意外怀孕通常是由于避孕措施的失误或缺乏，很多人避孕失败，往往与选择了不靠谱或错误的避孕方法相关，虽然小雅采取了安全期和避孕套进行避孕，但安全期其实并不安全，且如果避孕套使用方法不正确，照样可以导致怀孕。"

医生提醒在使用避孕套的时候要注意以下几点：①选用避孕套大小要合适，不能过大或过小。②避孕套在使用前要检查其是否过期，是否有破损或漏孔，如果有破损，应及时更换。③男士在佩戴避孕套时，要捏紧避孕套前端小泡确保空气排出，以防在射精时导致避孕套破裂，同时要确保避孕套完全覆盖阴茎，不留有空隙。④避孕套要在性行为开始前就戴上，并全程使用，直到性行为结束。一定要避免在射精前才戴上避孕套，因为射精前分泌的前列腺液中也可能含有精子。⑤射精后，在阴茎仍勃起时，取下避孕套，取下后一定要检查是否有漏液或破损，如有漏液或破损，建议女性口服紧急避孕药加强避孕效果。

半程佩戴安全套是避孕失败的常见原因。如果全程正确佩戴，避孕套避孕有效率可达98%～99%，是一种很好的避孕方式，并且避孕套还可以有效预防性传播疾病。

同时医生告诉小雅："我们通常认为在预期排卵日的前5天到后4天之间的10天期间为易受孕期，其余为安全期，安全期避孕其实也不绝对安全。一般情况下，排卵日在下次月经来潮前14天左右，但是女性的月经周期会受到各种外界因素的影响（如情绪波动、工作压力、环境改变等），如果月经周期不规律，排卵日就无法固定，因此我们无法正确估算排卵日，而且精子可以在女性体内存活5天之久，因此安全期避孕并不可靠，失败率高达25%。当然还有人使用"体外射精"进行避孕，也属于不靠谱的避孕方法。任何时候，大家都应极力避免采用这些不靠谱的避孕方式。"

警惕紧急避孕药的隐秘陷阱

19 岁的小芳是一名大一的学生，在一次性生活后，她选择口服紧急避孕药，并深信可以像往常一样成功避孕。然而她还是意外怀孕了，并且是宫外孕，因伴发出血性休克，医生最终切除了小芳一侧的输卵管。

小芳的案例提醒我们，紧急避孕药虽然是一种有效的避孕补救措施，但它并不是避孕的"铁布衫"。医生告诉小芳："紧急避孕药一般在无保护措施的性行为后 72 小时内服用，且越早服用效果越好，但不能作为常规的避孕手段，只能作为一种补救措施。如果服用紧急避孕药后两小时内发生呕吐，应立即补服相同剂量的紧急避孕药。紧急避孕药只管吃药之前的事，如果服用紧急避孕药以后再次发生性生活，需要再次服用。"

需重点提醒的是，紧急避孕药产生的不良反应较大，虽然没有明确的服用次数限制，但一个月内最好不超过 1 次，一年最多不超过 3 次，否则可能对身体造成不必要的伤害。而且紧急避孕药的效果不是绝对的，即使服用后还有 25% 的失败率，如果服药后 3 周还没有来月经，或者出现月经紊乱、出血时间较长等情况，需要警惕妊娠的发生，应及时到医院进行排查，毕竟也有可能会出现小芳那样宫外孕等情况。

科学选择有效避孕方式，守护您的健康与幸福

口服避孕药是目前国际上使用较为广泛的高效避孕方法，有效率可达 98%～99%，同时其可以治疗异常子宫出血、子宫内膜异位症、子宫腺肌病、痛经、多毛和痤疮。适合 40 岁以下的健康女性。需要注意的是，将口服避孕药作为常规避孕方法前，应咨询专业医生，了解自己是否适合使用，以及药物使用剂量和使用方法，确保使用正确。

医生提醒在使用口服避孕药时需要注意以下几点：①每天同一时间服用，避免漏服。②如果发现漏服，时间未超过 12 小时，在常规同一时间服药外，发现漏服的当时应再补服 1 片。③如果漏服时间超过 12 小时或连续漏服 2 片及以上，需要采取额外的避孕措施（如正确使用避孕套）直至下一个服药周期的开始。④服药期间，应定期进行体检，包括肝肾功能、凝血功能、乳房等检查，如发现异常情况，及时就医。⑤若服药期间出现恶心、呕吐、头痛、乳房胀痛等轻微不良反应时，通常不需要特殊处理，但如果症状严重或持续不减轻，应及时就医。⑥服药期间应戒烟，因为吸烟可能会增加心脏病和中风的发病风险。

当然如果您接下来的几年内均不想要小孩，可以选择宫内节育器进行长效避孕。放置宫内节育器后可能会出现月经量增多、经期延长或少量点滴出血，一般不需要处理，3～6 个月后会逐渐恢复正常。当然放置宫内节育器后，也应定期进行妇

科检查，以确保节育器的位置正确、无脱落或移位。

特殊时期的避孕智慧

30岁的小婷是一位全职妈妈，照顾着6个月大小的宝宝，小婷一直认为自己在哺乳期，月经还未恢复，因此在和丈夫亲密时并未采取避孕措施，然而意外总是不期而至，小婷竟然怀孕了。

小婷及其丈夫都认为，哺乳期是不会怀孕的，因此并没有在意避孕的事情。然而医生告诉小婷："产后女性平均排卵日为产后4周至6个月，产后月经恢复前就有可能排卵，因此，在哺乳期间只要有性生活就要采取避孕措施，哺乳期适合使用避孕套、宫内节育器等。"医生又提醒："还有一个特殊时期就是更年期，女性在进入更年期后，仍有54%的月经周期有排卵，此阶段是意外妊娠的高危时期，因此也需要进行避孕。"并强调："这个时期的女性，推荐使用含铜宫内节育器和左炔诺孕酮宫内释放系统、皮下埋植剂等。含铜宫内节育器推荐在最后一次月经后的12个月内取出，左炔诺孕酮宫内释放系统在没有禁忌证的情况下，推荐使用到55岁。"

温馨小贴士

要想预防意外怀孕，以下几点需要大家重视！
- 选择避孕套、避孕药以及宫内节育器等合适的避孕方法，并正确使用。

当身体说不：女性生育力的隐形危机

- 摒弃体外射精、半程使用安全套、安全期避孕等错误的避孕方式。
- 紧急避孕药只能作为应急措施，千万不可以作为常规避孕方法。
- 在哺乳期、更年期等特殊时期千万不能掉以轻心，选择合适的避孕方法至关重要。

（首都医科大学附属北京世纪坛医院　刘晓红）

想要宝宝，需要提前做哪些功课

每一个家庭，都希望生育一个健康聪明的宝宝。关于备孕，众说纷纭，到底怎样才能怀上健康的宝宝，应该是每一对备孕夫妻的必修课！

诊室里来了这样一对母女，张女士 26 岁，母亲陪同就诊，两人愁容满面，当问到本次就诊的原因后才知道，张女士新婚不久，可是昨天发现自己意外怀孕了，小两口一直纠结要不要留下这个宝宝，一方面觉得自己还年轻，想再打拼几年事业，另一方面觉得自己并没有充分做好怀孕准备。当询问了张女士的基本情况后医生了解到，张女士既往身体健康、月经规律，今日距离上次月经来潮已有 45 天，目前偶感恶心，无呕吐、腹痛及阴道流血等不适。随后医生给张女士开具了妇科超声、血人绒毛膜促性腺激素（HCG）以及孕酮（P）等检查，结果回报显示，宫内可见孕囊、胎芽及胎心搏动，血 HCG 也符合正常范围。通过向其详细讲解妊娠与流产相关的利弊风险后，张女士最后决定留下这个宝宝。医生告诉她，依据目前情况，可以先回家观察，如无不适可定期复诊产检，如有腹痛、流血等异

当身体说不：女性生育力的隐形危机

常情况，及时返诊。

张女士的母亲问道："医生，这俩孩子刚新婚不久，平时工作也比较忙，还经常加班熬夜，而且男方偶尔还会应酬喝酒，这个宝宝会健康吗？现在我们还需要做些什么吗？"

医生耐心地告诉她们："想要生一个健康又聪明的宝宝，父母的身体健康是基础。一般情况下，精子和卵细胞的生长周期需要 90 天左右，所以想要拥有健康优质的精子和卵细胞，至少提前 3 个月备孕为佳，包括戒烟戒酒、合理饮食、锻炼身体、规律作息、保持良好的卫生习惯、避免感染和接触有毒有害物质等。同时还需要补充叶酸，叶酸是宝宝在发育过程中必不可少的营养元素，孕妈妈缺乏叶酸会显著增加新生儿神经管缺陷的发生风险，包括无脑儿、脊柱裂、脑膨出等。目前国内建议，育龄期女性在孕前至少 3 个月开始每天补充叶酸 0.4～0.8 毫克并一直持续到妊娠满 3 个月，甚至孕晚期及哺乳期。所以张女士从现在开始就需要补充叶酸了。"

听到这里，张女士继续问道："医生，我们要怎样才知道自己的身体健不健康呢，还需要再做一些其他方面的检查吗？"

医生继续讲解："其实，想要做到优生优育，孕前男女双方确实需要做一次全面检查，目的是让医生和自己充分了解目前的健康状况，做到心中有数，才能有的放矢。双方共同的孕前检查包括血尿常规、肝肾功能、血型、凝血及感染筛查等；另外，女方孕前检查还应包括甲状腺功能、TORCH 检查（即病毒抗体全套），同时还要做妇科 B 超、妇科检查及宫颈筛查等。

而随着年龄增长、社会环境变化及工作压力的增加，男性不育因素也逐年增多，因此，对于不孕夫妻，对男方精液的检查也是必不可少的。"

临走时，张女士的母亲又问了一个问题："医生，我家有个亲戚生了一个畸形孩子，请问我们会不会也……"

看到她欲言又止的样子，医生知道她在担心什么，回答道："据统计，我国的出生缺陷发生率约为 5.6%，这也就意味着约每 20 个宝宝中就可能会有一个出生缺陷儿。"出生缺陷可能会导致死胎及儿童先天残疾等，因此，充足的孕前健康教育、优生优育检查以及遗传咨询等，既可以减少或消除相关不良妊娠结局的风险因素，也是目前被认为的避免出生缺陷最有效、最经济的方法之一。对于有着类似家族史情况的女性，建议必要时提前进行专业的遗传咨询。而对于张女士本人，我们目前的建议是保持良好的心态、规律作息，并按期进行产前检查即可。

"另外，对于女性朋友，要熟知早孕反应有哪些，包括头晕、乏力、食欲不振、恶心呕吐、喜食酸物、胃肠胀气或便秘等，这是妊娠早期常见的生理现象，通常会在怀孕 3 个月左右减轻或消失，如果女性朋友不了解上述早孕反应，甚至觉得有这些反应是因为'生病了'，就很有可能会乱用药，而一旦发现怀孕，又会进一步担忧用药后宝宝的健康问题。"因此，能够及时发现怀孕亦尤为重要。

"总之，孕育宝宝就像一次奇妙的旅行，我们需要提前做好攻略，才能更好地迎接新生命的到来！"

当身体说不：女性生育力的隐形危机

温馨小贴士

- 想要孕育一个健康又聪明的宝宝，建议提前3个月备孕为佳，孕前男女双方需要做一次全面检查，让医生和自己充分了解目前的健康状况，记得要提前补充叶酸。
- 女性朋友们要熟知自己的月经情况和早孕反应，如果出现了月经异常、腹痛、阴道流血或是头晕乏力等不适，在进行药物治疗前请提前排除是否怀孕了。
- 对于已生育过健康宝宝的女性，在下次备孕时也要进行相应的孕前检查，年龄增大会增加妊娠期高血压、糖尿病、流产及胚胎停育等各种风险，因此，想要拥有一个健康、聪明的宝宝，孕前检查必不可少！

（内蒙古自治区兴安盟人民医院　吕　品）